W0260780

Geburtshülfe und Gynäkologie bei Aëtios von Amida.

(Buch 16 der Sammlung.)

Ein Lehrbuch aus der Mitte des
6. Jahrhunderts n. Chr. nach den
Codices in der Kgl. Bibliothek zu
Berlin (besonders den Sammlungen
C. Weigels) zum ersten Male ins
* * Deutsche übersetzt von * *
Dr. med. Max Wegscheider,
* * * * * Frauenarzt in Berlin. * * * * *

Ἰητρικὴ τεχνέων μὲν πασέων ἐστὶν
ἐπιφανεστάτη.

Hippokrates.

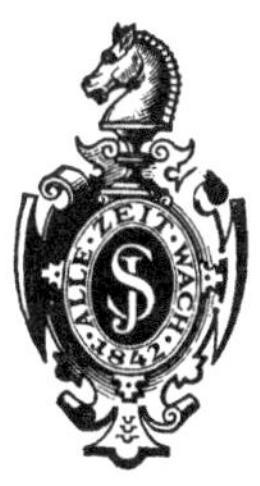

Springer-Verlag Berlin Heidelberg GmbH 1901

ISBN 978-3-662-32149-2   ISBN 978-3-662-32976-4 (eBook)
DOI 10.1007/978-3-662-32976-4

Dem

Altmeister deutscher Wissenschaft und Forschung

Rudolf Virchow

zum achtzigsten Geburtstage

13. Oktober 1901.

Vorwort.

Den Plan, das XVI. Buch aus der Sammlung des Aëtios
von Amida herauszugeben, habe ich im Februar 1900 gefasst.
Damals ersah ich aus der Besprechung von Hirschbergs
„Augenheilkunde des Aëtius von Amida" durch R. Fuchs im
Litter. Centralblatt (1899. Nr. 51/52), dass Pagel in Berlin das
Erscheinen des letzten (16.) *λόγος συν('ψεως 'Αετίου* seit längerer
Zeit in Aussicht gestellt hatte (vergl. Pagel, Einführg. in d.
Gesch. d. Medicin. S. 143). Ich wusste aus Siebolds „Versuch
einer Geschichte der Geburtshülfe" (Bd. I, S. 212—232), wie wichtig
für geburtshülflich-gynäkologische historische Studien dies alte
Werk ist, fragte daher Herrn Prof. Pagel, ob ihm meine Mit-
arbeit bei Herausgabe und eventueller Übersetzung dieses Buches
recht sei und fand bereitwilligstes Entgegenkommen:

Herr Prof. Pagel überliess mir nicht nur seine Copie der
Weigelschen Abschrift des Boerhaveschen Aëtios-Codex (s. d.
Einleitg.), sondern verschaffte mir auch den Zutritt zu den im
Handschriftenzimmer der Kgl. Bibliothek zu Berlin auf seinen
Namen entliehenen griechischen Manuscripten, über die Näheres
in der Einleitung angegeben ist. Die Herstellung eines druck-
fertigen griechischen Textes nach den verschiedenen hiesigen
Quellen und die Uebersetzung ins Deutsche überliess er in
höchst uneigennütziger Weise mir ganz und gar, übernahm noch
einen weiteren Theil der Vergleichung der Lesarten und hat

auch sonst durch manchen werthvollen Rath meine Arbeit gefördert.

Ich selbst begann zunächst damit, die (2.) Abschrift Pagels, die bis Kap. 40 geschrieben, bis Kap. 34 collationiert war, bis zum Schlusse des Werkes zu vervollständigen und setzte die Vergleichung und Kritik der Varianten des griechischen Textes, die ich ausser auf die fleissige Weigelsche Sammlung auch auf den Codex Philippicus Meermanns ausdehnte, fort. Für manche Stellen konnte ich aus den Annotationes in interpretes Aëtii medici des Oroscius aus dem Jahre 1538 Nutzen ziehen.

Gleichzeitig machte ich mich zu Haus an die Uebersetzung ins Deutsche, wobei mir neben dem Lexikon von Jacobitz und Seiler und dem medicinischen Lexikon von Kraus besonders die Benutzung der lateinischen Uebersetzung des Janus Cornarius vom Jahre 1549 gute Dienste leistete. Meine sonstigen Hülfsmittel sind aus den Anmerkungen zum Texte und dem Litteraturverzeichnis ersichtlich.

Dabei habe ich mich trotz möglichst wortgetreuer Uebersetzung bemüht, den Ton eines modernen Lehrbuches zu treffen, wozu die Schreibweise des Aëtios an vielen Stellen verlockt; ich hoffe dadurch auch einer künftigen Generation von Aerzten, denen die Kenntnis der griechischen Sprache vielleicht versagt sein wird, das Verständnis und Interesse für unseren Aëtios zu erhalten.

Mitten in meiner Arbeit (April 1901) erfuhr ich von Dr. Skévos Zervòs aus Athen, dass er (ebenfalls nach den Berliner Handschriften) eine kritische Ausgabe vom griechischen Texte des 16. Buches des Aëtios bereits in Druck gegeben habe; dieselbe erschien im Juni d. J. und machte für mich die Beigabe des (damals bereits bis Kap. 80 fertiggestellten) griechischen Textes zu meiner Uebersetzung überflüssig. Eine eingehende Beurtheilung des Buches von Zervòs hat Pagel jüngst in der Deutschen Litteraturzeitung (1901, Nr. 28) gegeben; ich habe seiner Kritik nichts hinzuzufügen als das Bedauern, erst so spät von dieser, fast gleiche Ziele wie die meinige verfolgenden Arbeit erfahren zu haben. Beim Erscheinen des Zervòs'schen Buches (Pfingsten 1901) lag übrigens meine deutsche Uebersetzung fertig vor, sodass ich die Anmerkungen von Zervòs nur bei der Durchsicht benutzen konnte. Die weitere kritische Bearbeitung des griechischen Textes habe ich natürlich nicht fortgesetzt, sondern mich nur auf die Vergleichung meiner Abschrift mit dem Codex Berolin. graec. (fol. 37) beschränkt.

Dass auch in der veränderten Gestalt das Buch rechtzeitig fertig geworden und so auch seinen Nebenzweck, ein Geburtstagsgeschenk für den greisen Virchow zu sein, erfüllen konnte, ist dem liebenswürdigen Entgegenkommen der Verlagsbuchhandlung zu danken.

Für die Durchsicht der Correcturen bin ich ausser meiner Frau, welche mich bei der ganzen Arbeit mit Rath und That unterstützt hat, besonders wieder Herrn Prof. Dr. J. Pagel zu Dank verpflichtet, den ich auch an dieser Stelle auszusprechen nicht versäumen möchte.

Berlin W., September 1901.

Dr. Max Wegscheider.

Einleitung.

Aëtios, der Verfasser der *βιβίλα ἰατρικὰ ἑκκαίδεκα,* von welchen das 16. Buch hier zum ersten Male in deutscher Uebersetzung vorliegt, ist in Amida in Mesopotamien (jetzt Diarbekir am oberen Tigris), geboren, wesshalb ihn alle Handschriften *'Αέτιος 'Αμιδηνός* nennen. Er studierte zu Alexandreia, wie aus einigen Stellen seines Werkes hervorgeht[1]). Als weiteren Beweis, dass Aëtios in Aegypten gelebt habe, führt C. Weigel[2]), dessen „Aëtianarum exercitationum specimen" ich alle diese Angaben entnehme, noch an, dass er verschiedene Krankheiten, die in Aegypten heimisch waren, z. B. die Lepra (Lib. XIV, Kap. 134) so ausgezeichnet beschrieben habe, „ut *αὐτόπτην* fuisse testem horrendi istius morbi credibile sit" (pag. 10), indessen giebt A. an, dass er dies Kapitel den Schriften des Archigenes entnommen habe.

A. lebte im 6. Jahrhundert nach Chr., wie Weigel sehr scharfsinnig nachweist[3]) am byzantinischen Hofe, wo er die Würde eines *κόμης τοῦ ὀψικίου* (comes obsequii) bekleidete, d. h. Oberst der kaiserlichen Leibwache war. Diesen Titel führt A.

---

[1]) Z. B.: Lib I. Kap. 128: ἐλαίου νάρδου κιζικινοῦ ὃ σκευάζεται (oder ἐσκεύαση) ἐν ἀλεξανδρείᾳ . . . . und Lib. I. Kap. 144: ἐλαίου σαρκὰς κεφάλεια. ἐσκεύασα ταῦτα ἐν ἀλεξανδρεία πολλάκις, ἔστιν καλή. — (Vergl. Siebold (2). Bd. I. S. 215.) — Ferner Lib. II. Kap. 3.

[2]) Weigels philosophische Doktorarbeit. Lipsiae. 26. III. 1791. (s. später).

[3]) Aët. exerc. spec. pag. 6 – 8; „scripsisse illum patet inter DXL et DL tempore Justiniani". — Vergl. Siebold (2) I. S. 214. — Isensee (Gesch. der Medicin und ihrer Hilfswissenschaften, Berlin. 1842. I) weist ihm die Jahre 502 bis 575 n. Chr. zu, ohne (wie bei Oribasius) diese Zahlen näher zu begründen.

in vielen, besonders in den Pariser Handschriften. Hecker[4])
vermuthet, dass ebenso wie Oreibasios bei Kaiser Julian auch
Aëtios bei Kaiser Justinian (527—565) als Leibarzt thätig ge-
wesen sei. Auch geht aus einigen Stellen (Lib. VIII), die
Weigel anführt, hervor, dass A. Christ war; es darf uns daher
nicht wundern, dass unter den mancherlei Recepten, die er in
seinem Werke sorgfältig gesammelt hat, sich auch allerlei Vorschriften über Dinge finden, die der christliche Gottesdienst in
der Kirche erforderte. [5]) Hecker schreibt: [6]) „Er war der christlichen Religion, jedoch mit ägyptisch-neuplatonischem Aber-
glauben zugethan . . . und glaubte an Wunderheilungen.
So empfiehlt er Amulete, zeichnet Beschwörungsformeln im
Namen der Märtyrer und des Heilandes auf und hüllt nicht
selten die Wirkung eines Mittels . . . in mystisches Dunkel. [7])

Das Werk nun, dem A. seine Unsterblichkeit verdankt,
führt den Titel: . . .

βιβλίον ἰατρικὸν ἐν λόγοις ἑκκαίδεκα. . .

Es enthält zahlreiche Excerpte aus den Werken älterer
Aerzte, besonders der sog. pneumatischen Schule, die uns zum
Theil nur durch diese Compilation erhalten sind. Aber gerade
darin liegt sein hoher Werth für die Geschichte der Medicin in
den ersten Jahrhunderten der christlichen Zeitrechnung. Im
Anfang seines Werkes findet sich· folgende kurze Quellen-
angabe: [4]) Ἀετίου Ἀμιδηνοῦ σύνοψις τῶν τριῶν βιβλίων Ὀρει-
βασίου λέγω δὴ τοῦ πρὸς Ἰουλιανὸν καὶ τοῦ πρὸς Εὐστάθιον

---

[4]) J. F. K. Hecker, Geschichte der Heilkunde. Berlin. 1829. Bd. II.
S. 86. § 23; ebenso K. Sprengel, Versuch einer pragmatischen Geschichte der
Arzneykunde. Halle 1823. Bd. II. 6. S 277—288.

[5]) Z. B.: Lib. I. 139. ναρδῖνον ὃ ἐν τῇ ἐκκλησίᾳ σκευάζεται und Lib. XVI,
140. μοσχάτου τοῦ ἐν τῇ ἐκκλησίᾳ καπνιζομένου σκευασί.. —

[6]) In: Encyclop. Wörterbuch der med. Wissenschaften, hersgb.
von Graefe, Hufeland, Link, Rudolphi, Siebold. Berlin. 1828. I. S. 511.

[7]) Weigel, l. c. S. 11 und Hecker, Gesch. der Heilkunde S. 87.
Anm. 3 führen Lib. VIII, Kap. 50 als Beispiele an, Sprengel übersetzt S. 285
diese und eine andere Stelle. (Lb. XV. Kap. 14.)

[8]) Ich entnehme diese, wie auch die folgenden Bemerkungen dem vorzüg-
lichen Buche: Die pneumatische Schule bis auf Archigenes, in ihrer Entwicklung dargestellt von Max Wellmann. (Philol. Unters. H. XIV. Berlin.
1895). S. 125 und folgende.

καὶ τοῦ πρὸς Εὐνάπιον καὶ τῶν θεραπευτικῶν βιβλίων Γαληνοῦ
καὶ Ἀρχιγένους καὶ Ῥούφου καὶ ἑτέρων τῶν ἀρχαίων ἐπισήμων.
Ergänzt wird diese Angabe durch den Patriarchen Photios[9]),
der in seiner Bibliothek (c. 221 p. 177 a 7) eine kurze Inhalts-
angabe der 16 Bücher des A. erhalten hat: (Ἀνεγνώσθη Ἀετίου
Ἀμιδηνοῦ βιβλίον ἰατρικὸν ἐν λόγοις ἐκκαίδεκα) ἐστι μὲν οὖν
αὐτῷ πᾶσα ἡ πραγματεία συντεταγμήνη ἔκ τε ὧν Ὀρειβάσιος
πρὸς Ἰουλιανὸν ἔγραψε πρός τε Εὐστάθιον καὶ Εὐνάπιον, ἔτι δὲ
καὶ ἐκ τῶν θεραπευτικῶν βιβλίον Γαληνοῦ καὶ μὴν καὶ Ἀρχιγένους καὶ Ῥούφου, ἔτι δὲ Διοσκουρίδου καὶ Ἡροδότου καὶ
Σωρανοῦ, Φιλαγρίου τε καὶ Φιλουμένου καὶ Ποσαιδωνίου καὶ
ἑτέρων τινῶν τῶν ἐπὶ τῇ τέχνῃ τῆς ἰατρικῆς ὄνομα λιπόντων.

Das Lehrbuch des Aëtios verbreitet sich über die gesammte
praktische Heilkunde; es ist ein grosses umfangreiches Werk,
in welchem die allgemeine und specielle Pathologie und Therapie
der äusseren und inneren Krankheiten in sechszehn Büchern besprochen werden. Auf den Gesammtinhalt kann ich hier nicht
weiter eingehen; ausführlichere Darstellungen seiner Lehren geben
Sprengel[4]), Hecker[4]), Haeser[10]) und Isensee[3]); die Chirurgie
bespricht näher Gurlt[11]), die Arzneimittellehre Meyer[12]), die
Geburtshülfe endlich Siebold[13]).

Das vorliegende sechszehnte Buch, welches die Geburtshülfe
und die Krankheiten des weiblichen Geschlechts behandelt, enthält in den Ueberschriften der einzelnen Kapitel folgende
9 Schriftstellernamen: Soranos, Galenos, Aspasia, Philumenos, Leonides, Archigenes, Rufus, Philagrios und
Oreibasios. Ueber alle diese habe ich in den Anmerkungen

---

[9]) Photios, Patriarch in Konstantinopel, 820—891, hat in seinem
Μυριόβιβλος 280 Berichte über die von ihm auf seinen Reisen gelesenen, sehr
verschiedenartigen Schriften überliefert. Beste Ausgabe von Jm. Becker, Berlin
1824 Darnach lautet der Titel: Ἀπογραφὴ καὶ συναρίδμησις τῶν ἀνεγνωσμένων
ἡμῖν βιβλίων κ τ. λ — S. Ersch und Gruber, Real-Encyklopädie. 1850. Bd 25.

[10]) H. Haeser, Lehrbuch der Geschichte der Medicin und der epidemischen
Krankheiten. 3. A. Bd. I. S. 457 u. f.

[11]) E. Gurlt, Geschichte der Chirurgie. Bd. I. S. 544—555.

[12]) Ernst H. F. Meyer, Geschichte der Botanik. Studien. Bd. II. Königsberg. 1855. S. 375 u. f.

[13]) E. C. J.| von Siebold, Versuch einer Geschichte der Geburtshülfe.
Bd. I. Berlin. 1839. S. 212—232.

zu meiner Uebersetzung Angaben gemacht, bezw. auf die Stellen
verwiesen, an denen neuere Werke über diese Aerzte berichten.
Von der Aspasia wissen wir auch heute noch nicht mehr als
Siebold, der 1838 schreibt: Anm. zu § 52 (Ansehen der
Hebammen im Alterthum). „Hierher gehört auch die aus Aëtios
bekannte Aspasia, welche sich nicht allein mit dem praktischen
Theile der Geburtshülfe, sondern auch mit der Heilung äusserer
Krankheiten beschäftigte“ und Anm. 2 zu § 87 nach der Besprechung der Quellen des 16. Buches: — „Ueber die noch
genannte Aspasia sind wir aber nicht im Stande, weitere
Nachrichten anzugeben, als was schon oben § 52 Anm. von uns
angeführt wurde.“ Dagegen hat Wellmann[8]) (1895) eine sorg-
fältige Quellenuntersuchung des Aëtios angestellt, eine Analyse
des letzten (16.) Buches gegeben (S. 125—130) und nachge-
wiesen, dass A. die σύνοψις πρὸς Εὐστάθιον des Oreibasios
und die γυναικεῖα des Soranos, letztere anscheinend nach einem
Excerpt des Philumenos, als Hauptquellen für dieses (16.)
Buch benutzt hat. Dabei fällt er folgendes herbe Urtheil über
Aëtios: „A. steht in seiner schriftstellerischen Thätigkeit noch
eine Stufe tiefer als Paulus [14]), insofern er ganz stumpfsinnig (?!)
mit Verzicht auf jede eigene Meinung nach Art des Oribasius
einfach Excerpt an Excerpt reiht.“ Mit dieser Ansicht steht
Wellmann vorläufig allein da; denn alle anderen Kritiken lauten
erheblich günstiger. Ich kann mir daher nicht versagen, einige
derselben anzuführen.

Puschmann[15]) meint: . . . „Das Werk trägt einen
compilatorischen Charakter; es besteht aus umfangreichen Aus-
zügen aus den besten medicinischen Werken der Alten, denen
A. seine eigenen Ansichten und Erfahrungen beifügt. Indem er
dabei einem Eclecticismus huldigte, welchem leider die Schule
der Kritik mangelte, legte er darin ein reiches Material für die
Geschichte der Medicin des Alterthums nieder. — Isensee[16])
urtheilt: „Nach allen Seiten hin gewährt die Lectüre seiner

---

[14]) Παύλου Αἰγινήτου ἰατροῦ ἀρίστου βιβλία ἑπτά. Näheres s. b. Siebold,
I. S. 232—239, Hecker, II. S. 196—230, und Sprengel II, 306—313.

[15]) In: Biograph. Lexikon hervorragender Aerzte aller Zeiten und Völker
von Hirsch, Wernich, Gurlt 1888. Bd. I. S. 64.

[16]) Gesch. der Med. und ihrer Hilfswissenschaften. 1842. Bd. I. S. 321.

Schriften dem Kenner interessante, tiefe, lichtvolle Blicke, und manche freilich mystische Einmischung von Amuleten etc. etc. fällt der Zeit zur Last." — Haeser[10]) schreibt: „Das Werk des A. ist, wie die Handschriften zeigen, ursprünglich keineswegs eine blosse Compilation, sondern eine mehr oder weniger freie Bearbeitung, deren ursprünglich originaler Charakter, wie in vielen ähnlichen Fällen, von den frühesten Herausgebern mehrfach verwischt worden ist. Häufig freilich besteht die „Bearbeitung" nur in einer Abkürzung, oft genug in gedankenloser wörtlicher Abschrift, so dass z. B. Aëtius von sich zu reden scheint, wo in Wahrheit Galen das Wort führt." — Aehnlich äussert sich Meyer[12]): . . . „ein methodisch geordneter Auszug oft . . . in zweckmässiger Abkürzung und nicht ohne Zuthat schätzbarer eigener Erfahrungen." . . . „Sehr behutsam muss man sein in Beurtheilung dessen, was dem A. eigenthümlich zu sein scheint, weil er seine Gewährsmänner oft in der ersten Person sprechen lässt, als spräche er selbst." — An anderer Stelle[17]) urtheilt Wellmann (1894) kürzer, jedoch günstiger: „A. schloss sich (bei Abfassung seines Sammelwerkes) vorzugsweise an Galen an, doch nicht ohne eigenes Urtheil, beachtete aber daneben nicht minder Methodiker und Empiriker. Dieser Synkretismus lag im Geiste seiner Zeit, wie auch das grosse Gewicht, das er auf die Arzneimittellehre legte, in der christliche Mystik und heidnischer Aberglaube eine grosse Rolle spielten."

Für die unmittelbaren Nachfolger des A. auf dem Gebiete der medicinischen Litteratur, wie auch für spätere historische Forschungen hatte sein wohl erhaltenes Sammelwerk natürlich noch grösseren Werth; so ist es leicht erklärlich, dass es oft benutzt und copiert ist. Die Zahl der Manuscripte ist daher nicht gering; Weigel zählt schon 1791 eine grosse Reihe auf (pag. 27—29), die allerdings nicht alle das ganze Werk enthalten; Kostomoiris[18]) berichtet 1892 kurz über 13 in Paris und Wien befindliche Codices, die nur zum Theil mit den vorigen identisch

---

[17]) Pauly-Wissowa, Real-Encyklopädie der Klassischen Alterthumswissenschaften. Bd. I. 1. 1894.

[18]) Ἀετίου λόγος δωδέκατος, πρῶτον νῦν ἐκδοθεὶς ὑπὸ Γεωργίου Α. Κωστομοίρου. Paris 1892. Kritische Textausgabe des 12. Buches (über Ischias, Podagra und Arthritis) nach Pariser Handschriften.

sind. Auf die von Weigel selbst benutzten Abschriften komme ich später zurück.

Da das Werk des Aëtios, von dem schon Photios[9]) im 9. Jahrhundert schreibt, dass es ein unentbehrliches Handbuch für jeden praktischen Arzt wäre (cfr. Weigel, Aët. exerc. spec. pag. 1.), auch in der Zeit der Renaissance neben den ähnlichen Arbeiten des Oreibasios und Paulos seinen Werth behauptete, erschien 1534 die erste gedruckte griechische Ausgabe in Venedig unter folgendem Titel:

$$\text{'}A\varepsilon\tau\acute{\iota}o\upsilon \ \text{'}A\mu\iota\delta\eta\nu o\upsilon \ \beta\iota\beta\lambda\acute{\iota}\omega\nu \ \grave{\iota}\alpha\tau\varrho\iota\varkappa\tilde{\omega}\nu \ \tau\acute{o}\mu o\varsigma \ A' \ \tau o\upsilon\tau\acute{\varepsilon}\sigma\iota$$
$$\beta\iota\beta\lambda\acute{\iota}\alpha \ \grave{o}\varkappa\iota\grave{\omega} \ \tau\grave{\alpha} \ \pi\varrho\tilde{\omega}\tau\alpha.$$ Venetiae in aedibus haeredum Aldi Manutii et Andreae Asulani. 1534. fol.

Diese editio Aldina umfasst leider nur die ersten 8 Bücher und ist bisher noch niemals vollendet worden. Immerhin gab sie den Anlass zu den Uebersetzungen des Werkes ins Lateinische, von denen verschiedene Ausgaben erschiene sind; über diese finden sich nähere Angaben bei Weigel (pag. 29 u. 30) und Siebold (S. 231 und 232). — Meyer[12]) schreibt 1855: „Unter den Uebersetzungen, mit denen man sich wegen der Seltenheit der griechischen Ausgabe zu behelfen pflegt, verdient die von Cornarius den Vorzug." Cornarius hat auf Grund einer Handschrift in Rom das Werk in vier Tetrabiblia getheilt (Haeser-Weigel). Seine Uebersetzung erschien in mehreren Auflagen, zuletzt 1549 und trägt folgenden Titel:[19]).

Aetii medici graeci contractae ex veteribus medicinae tetrabiblos . . . id est, Sermones sedecim, per Janum Cornarium medicum physicum latine conscripti . . . Lugduni 1549.

Dieselbe Ausgabe fand 1567 in der Collectio Stephani[20]) Aufnahme, und so wurde das Lehrbuch des Aëtios in dieser Form den Gelehrten weit und breit bekannt. Man findet daher, dass alle späteren medicinischen Schriftsteller bis in die neueste Zeit unsern 'Aέτιος nur noch als Aëtius und seine Worte nur noch lateinisch citieren. So berichtet Siebold (S. 214), dass

---

[19]) Wie schon im Vorwort bemerkt, habe ich auch diese Ausgabe (zufällig nach einem in meinem Besitz befindlichen Handexemplar Weigels) bei meiner Uebersetzung des 16. Buches ins Deutsche benutzt.

[20]) Medicae artis principes post Hippocratem et Galenum. Paris 1567. fol.

1618 Petr. Castelanus in den Vitis illustrium medicorum über Aëtius geschrieben und sein Werk einen: „Galenum contractum, Oribasium explicatum, Paulum ampliatum" genannt habe; Weigel führt (pag. 2) folgende Stelle aus den Schriften Boerhaves (Methodus studii medici. London 1728. pag. 432) an: „Quoties quis vult de morbo quocunque scribere, semper in indice prius evolvat Aëtium: nullus enim est scriptor, ex quo possumus discere, quid Hippocrates et Galenus de morbis censuere, quam ex Aëtio. Nam uti Justinianus, cum pandectas iuris peritorum colligeret, iussit prius evolvi omnes scriptores, sic fecit Aëtius; in illo enim infinitos auctores, quos ignoraremus."

Das wachsende philologische Interesse im 18. Jahrhundert liess indessen die vollständige Ausgabe des griechischen Textes wünschenswerth erscheinen. Niemand schien dazu mehr berufen zu sein, als C. Weigel in Dresden, dessen mehrfach erwähnter Arbeit wir neu erwecktes Interesse für unsere Aëtios zu danken haben. Ueber sein Leben giebt uns Callisen[21]) nähere Nachrichten:

Carl Christian Leberecht Weigel, geb. zu Leipzig am 1. December 1769, studierte von 1785 an in Göttingen und Leipzig und promovierte hier 1791 am 26. März mit „Aëtianarum exercitationum specimen" zum Dr. phil., am 23. September mit einer Diss. „de horrore" zum Dr. med. Nach mehrjährigen Reisen durch Frankreich, Italien und die Schweiz habilitierte er sich 1796 in Leipzig, lebte längere Zeit in Wien und liess sich 1799 in Meissen, 1801 in Dresden nieder, wo er, reich an Ehren und Erfolgen, am 17. Januar 1845 starb. Ausser den genannten Schriften gab er 1793 „Aretaeus, de pulmonum inflammatione" griechisch und lateinisch heraus, betheiligte sich an C. G. Kühns „Hippocratis et Galeni opera omnia", wozu er besonders vatikanische, florentinische und Wiener Handschriften, die er auf seinen Reisen (— er besuchte 1817 und 1818 wiederum Italien —) collationiert hatte, benutzte (1825), übersetzte G. Strambos „Ueber die Pellagra" aus dem Italienischen und schrieb noch einige kleinere Aufsätze.

---

[21]) Medicinisches Schriftstellerlexikon (Kopenhagen 1834) Bd. 20. S. 492. Nr. 1141 und Bd. 33. (Altona 1845).

Mit der Herausgabe des Aëtios hat er sich nach dem Zeugnisse seiner Zeitgenossen (cfr. Siebold, S. 230. Anm.) lange Jahre beschäftigt, hat viele Studien dazu gemacht, wie wir aus seinem Nachlasse und seiner Bibliothek ersehen, schliesslich aber doch die Ergebnisse seiner Forschungen nicht mehr veröffentlicht. Zur Bestätigung führe ich die beiden Stellen an, auf die Siebold (l. c.) hinweist, der 1838 „im höchsten Grade bedauert, dass diese so sehnlichst erwartete Ausgabe noch ferner unter die pia desideria gestellt werden müsse."

1830 schreibt C. G. Kühn in der Praefatio zu Tomus XIX. seiner Ausgabe der Werke des Galenos pag. VII:

„Anno proximo illustr. C. Weigel Aëtium Amidenum editurus est, cui inde ab anno MDCCXCI, quo exercitationum Aëtianarum specimen promulgaverat, plurimum operae dicavit, quemque ut amplo apparatu critico locupletaret, publicas Italiae aliarumque regionum bibliothecas pervestigavit. Utinam viro amicissimo summum Numen firmissimam valetudinem, Nestoris annos et idoneum a molesto artis medicae exercitio otium largiatur, ut orbis eruditus spem atque exspectationem, diu conceptam, tandem expletam esse, laetari possit."

Dagegen erzählt Joh. Jac. Sachs in seinem Medicinischen Almanach 1837 (unter dem Titel „Flüchtige Reiseblicke vom Herausgeber") folgendes von seinem Besuche bei Weigel in Dresden im Jahre 1836:

„Noch müssen wir hier eines feinsinnigen Arztes gedenken, dessen Bekanntschaft ja niemand, der Dresden berührt, zu machen unterlasse; wir meinen den Herrn Hofrath Dr. Weigel, der bekanntlich seine auf früheren grossen Reisen gesammelten Alterthumsschätze schon dem verstorbenen Sprengel, dem erst jüngst leider dahingeschiedenen Prof. Dietz zu Königsberg, sowie dem alten wackeren Prof. Kühn in Leipzig bei ihren verschiedenen Editionen der Alten mit seltener Güte zur Benutzung gestellt hat . . . . Auf unsere Frage, ob denn die so lange schon von ihm erwartete Ausgabe des Aëtius, ... und dem er später seinen langen Aufenthalt in den Klöstern von Italien, Spanien und Portugal doch vorzüglich gewidmet hätte, nicht bald erscheinen werde, öffnete er seine Bibliothek und zeigte uns seine sowohl hiefür, als auch zur Aufhellung noch vieler anderen unschätzbaren Fundgruben für das medicinische Alterthum schon lange begonnenen Vorarbeiten, bemerkte aber dabei, dass vom Studium des Antiken, selbst beim grössten Eifer, doch kein Gewinn für unsere Kunst zu erwarten sei, ein Ausspruch, ... der uns doch von einem im medicinischen Alterthum so gewiegten Philologen, wie Weigel, wirklich etwas überraschte. Indessen dürfte, unseres Erachtens, das oben erwähnte Lehrbuch des Aëtios von Amida, das bekanntlich wenig Eigenthümliches von diesem berühmten Leibarzt des byzantinischen Hofes, aber desto mehr kritische Bearbeitungen wichtiger Gegenstände aus untergegangenen Werken enthält, jetzt noch mehr als zu anderen Zeiten unsere Aufmerksamkeit verdienen, da die . . . eklektische und kollektanische Richtung der Gegenwart mit der Zeit der Blüthe jenes griechischen Arztes Stoff zu nicht uninteressanten Vergleichungen darbietet."

Darnach scheint mir die Annahme berechtigt, dass Weigel selbst die Herausgabe des Aëtios aufgegeben hatte; trotzdem schrieb Isensee (l. c.) noch 1842: „Weigel ist längst mit einer vollständigen griechischen Ausgabe beschäftigt". Jedenfalls hofften die deutschen Gelehrten wohl noch immer, dass Weigel selbst sie wenigstens mit einer Ausgabe der ungedruckten acht letzten Bücher des Aëtios erfreuen werde; indessen vergeblich. Nach Weigels Tode hielt es H. E. Richter für seine Pflicht, den von Weigel selbst angefertigten Katalog seines litterarischen Nachlasses zu veröffentlichen[22]), der „in einer Hand bleiben sollte", vielleicht in der Erwartung, dass ein anderer sprachkundiger Arzt ihn käuflich erwerben würde (1847). Aber erst 1873 gelangte der gesammte „kritische Apparat zum Aëtios und einigen anderen älteren Aerzten" aus dem Gewahrsam des Weigelschen Neffen, Buchhändler W. in Leipzig, auf Betreiben von Jessen und V. Rose[23]) durch Kauf an die Königliche Bibliothek zu Berlin.

Die für das sechzehnte Buch und für die vorliegende Arbeit benutzten Schriften aus Weigels Sammlung sind folgende:

---

[22]) Schmidt's Jahrbücher, Bd. 54. S. 271 und 272. — 1847. H. 2.

[23]) Hermes IX, S. 475.

1. A. Eine „prachtvoll saubere und vollständige, obwohl junge und nicht (?) vorzügliche Papierhandschrift" (Rose. l. c.) mit dem S. X. angeführten griechischen Titel, die W. auf einer Versteigerung am 1. Juli 1824 für 175 holl. Florin kaufte. W. selbst beschreibt sie so: Est hicce codex, sedecim integros libros Aëtii continens, olim Meermanni, chartaceus, eleganter conscriptus saeculo ut videtur XVI. Constat foliis 495 fol. maj. . . . Contentum (ipsum) habet intactum optimeque conservatum. Codex hicce fuit quondam Lutetiae Parisiorum in bibliotheca Fratrum Societatis Jesu. . . . Exemplar optime servatum corio Rossico ligatum.

Anmerkung: Nach m. A. hat dieser palaiographische Foliant (Handschrftnkatlg.: Ms. gr. fol. 37.) stets die besten Lesarten bei variablen Stellen und stimmt fast immer mit den Wiener Codices XII. und LI. überein.

Auch Wellmann und Zervòs [24]) haben ihn vorzugsweise benutzt; jener nennt ihn cod. Weigelianus (W.), dieser beschreibt ihn ziemlich genau und bezeichnet ihn mit A.

2. B. Aëtii Amideni operum libri octo posteriores. Apographum codicis olim Boerhaviani, nunc Senatus Lipsiensis, descriptum a beato Franzio, Prof. Lips., qui lectionis emendationes J. A. Ernesti in margine adnotatas in contextum recepit. Inscriptae sunt margini maxime lectiones e codice Vindobonensi Nr. 51, collatae a me (W.). Constat apographum diligenter conservatum pagg. 864 forma quarta [25]).

Sequuntur apographa et collationes meae, a me Viennae et in bibliothecis Italiae annis 1793, 1794 et anno IX hujus saeculi selectae . . . .

11. Variae lectiones codicum Mss. Vindobonensium Aëtii Nr. 6 et 12, passim etiam codicis Nr. 51 librorum XIII., XIV., XV., XVI. (leider oft sehr schwer lesbar).

Meine übrigen Hülfsmittel (Codex Philippicus 1534. vol. II., Oroscius et cet.) habe ich schon im Vorwort erwähnt.

Obgleich hier drei vollständige griechische Handschriften des Aëtios der allgemeinen Benutzung zugänglich gemacht sind,

---

[24]) S. Vorwort und Z. (7) S. ιβ'.

[25]) Pagel (Gesch. d. Med. S. 143) nennt diese Handschrift mit Recht „eine sehr saubere Copie der letzten 8 Bücher in moderner Handschrift mit Varianten"; doch strotzt sie von Schreibfehlern; Zervòs bezeichnet sie mit B.

wollen die Rufe nach einer neuen griechischen Textausgabe nicht verstummen; Puschmann[17]) und Gurlt[11]) bezeichnen sie geradezu als ein Bedürfnis.

Was nun das 15. bis 19. Jahrhundert nicht vollenden konnte, bleibt dem 20. Jahrhundert vorbehalten, dem das Erbe des alten Weigel zugefallen. Bereits 1892 gab Kostomoiris das 12. Buch heraus; in diesem Jahre hat (s. Vorwort) Dr. *Σκενος Γ. Ζερβος* das 16. Buch erscheinen lassen, dem sich das 15. Buch bald anschliessen wird. Zur Zeit (September 1901) ist College Z. schon beim 9. Buche beschäftigt, von dem bisher nur einzelne Abschnitte erschienen waren; dasselbe erscheint 1902; die übrigen ungedruckten Bücher des Aëtios sollen folgen.

Entsprechend der geringeren humanistischen Bildungsstufe der meisten jüngeren Aerzte der Gegenwart erweisen sich jedoch Uebersetzungen in lebende Sprachen als nöthig. Dem Beispiele Hirschbergs[26]) folgend, der mit Danelius das 7. Buch griechisch und deutsch herausgegeben hat, biete ich hier den Fachgenossen die erste deutsche Ausgabe des sechszehnten Buches dar und behalte mir vor, eine sachliche Würdigung des geburtshülflich-gynäkologischen Inhalts an anderer Stelle zu geben.

----

[26]) S. Litteraturverzeichnis Nr. 5 und 14.

Litteratur.

1. C. Weigel, Aëtianarum exercitationum specimen. I.-D. Leipzig 1791.
2. E. C. J. v. Siebold, Versuch einer Geschichte der Geburtshülfe. Band 1. Berlin 1839.
3. J. Pagel, Geschichte der Medicin. Band 1. Berlin 1898.
   Derselbe, Janus, Archives internation. pour l'hist. de la méd. I. p. 375. Amsterdam 1896/7.
   Derselbe, Deutsche Litteraturzeitung Nr. 28. 1901.
4. Max Wellmann, Die pneumatische Schule bis auf Archigenes. Berlin 1895.
5. J. Hirschberg, Die Augenheilkunde des Aëtius aus Amida. Leipzig 1899.
6. Aëtii Medici graeci contractae ex veteribus medicinae tetrabiblos, hoc est quaternio, id est sermones sedecim per Janum Cornarium latine conscripti. Lugduni 1549. — Die beiden ersten Bücher enthalten noch die Scholien des H. Solerius.
   Derselbe, Aëtius (Amidenus) Medicinal. librorum latine a J. B. Montano et J. Cornario. Basil. 1535.
7. Skévos Zervòs, 'Αετίου περὶ τῶν ἐν μήτρᾳ πάθων. Leipzig 1901. (Aëtii Sermo Sextidecimus et ultimus.)
8. H. Lüneburg und J. Ch. Huber, Die Gynäkologie des Soranus von Epheseus. München 1894.
9. H. Fasbender, Entwickelungslehre, Geburtshülfe und Gynäkologie in den Hippokratischen Schriften. Stuttgart 1897.
10. R. Kossmann, Zur Geschichte der Traubenmole. Arch. f. Gyn. LXII, 1.
11. Chr. Oroscius, Annotationes in interpretes Aëtii medici praeclarissimi. Basileae 1538.
12. J. Pinoff, Artis obstetriciae Soran. Ephessii doctrina. I.-D. Vratisl. 1841.
13. P. Goerlitz, Ueber die Bedeutung des Soranus als Geburtshelfer. I.-D. Berlin 1873.
14. L. Danelius, Die Augenheilkunde des Aëtius. I.-D. Berlin 1889.
15. R. Fuchs, Litterarisches Centralblatt 51. 52. 1899.
    Derselbe, Hippokrates, sämtl. Werke. München 1895—1900.
16. Kraus, Medicinisches Lexikon. Göttingen 1844.
17. V. Rose, Damigeron de lapidibus. Hermes IX, p. 471.
    Derselbe, Anecdota Graeca et Graecolatina. Berlin 1876.

18. J. Bergel, Die Medicin der Talmudisten. Leipzig und Berlin 1885.

19. Kostomoiris, Aëtii lib. XII. Paris 1892. (Vergl. Einltg. Anm. 18).

20. Jenks-Kleinwächter, Die Gynäkologie des Altertums. Arch. für Geschichte d. Medicin (Rohlfs). VI. S. 41. Leipzig 1883.

21. Iwan v. Müller's Handbuch der klass. Altertumskunde. Bd. I.

22. M. Saenger und O. von Herff, Encyclopädie der Geburtshülfe und Gynäkologie. Leipzig 1900.

23. D. W. H. Busch, Das Geschlechtsleben des Weibes. Bd. 5. Leipzig 1844.

24. Pauly-Wissowa, Real-Encyclopädie der klassischen Altertumswissenschaften.

25. E. Gurlt, Geschichte der Chirurgie und ihrer Ausübung. Bd. 1. Berlin 1898.

26. Haeser, Geschichte der Medicin. Bd. I. S. 457.

27. Callisen, Aerzte-Lexikon. Bd. 20. 1837 und Bd. 33. 1845.

28. Jacobitz und Seiler, Griech.-Deutsch. Wörterbuch. Leipzig 1850.

29. Ploss-Bartels, Das Weib in der Natur- und Völkerkunde. Berlin 1895.

30. Michaelis, Das enge Becken. Leipzig 1865.

31. Ersch und Gruber, Realencyklopädie. 1850.

32. K. Sprengel, Versuch einer pragmat. Geschichte der Arzneikunde. Halle 1823.

Anmerkung: Die in einfachen Klammern (—) befindlichen Worte sind Zusätze von meiner Hand, die mir für das Verständnis oder aus sprachlichen Rücksichten nöthig schienen, im griechischen Texte aber fehlen.

Die in eckigen Klammern [—] sind Uebersetzungen von Varianten des griechischen Textes, bezw. von Stellen, die nicht in allen von mir benutzten Handschriften enthalten sind.

Die eingeklammerten Zahlen hinter den Namen in den Anm. beziehen sich auf das Litteraturverzeichnis.

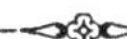

Inhalts-Verzeichnis.

Das XVI. und letzte Buch

(über Geburtshilfe und Frauenkrankheiten)

aus der Sammlung des

Aëtios von Amida.

Kapitel 1.

Lage und Grösse des Uterus und seine sonstige Gestaltung.

Gebärmutter (μήτρα) wird der Uterus genannt, weil alle lebenden Wesen aus ihm hervorgehen, Uterus (ὑστέρα) heisst er, weil er mehr nach hinten als alle (andern) Eingeweide liegt. Er liegt nämlich innerhalb des Bauchfells zwischen Blase und Mastdarm; dabei liegt er dem Mastdarm auf und überragt nach dem Nabel hin mit seinem Fundus meistens die Blase, während diese nach der Scham zu sich vor und über dem Collum uteri befindet. Die Grösse des Uterus ist nicht bei allen Frauen die gleiche; denn bei Frauen, die (schon) geboren haben, ist er ziemlich gross, bei solchen, die (noch) nicht geboren haben, klein, und bei unberührten jungen Mädchen (noch) kleiner.

Seine Länge beträgt vom Fundus bis zur Scham (Vulva) bei volljährigen Frauen meistens elf Querfinger [1]); in der Breite streckt er sich mit den Hörnern nach beiden Weichen. Was

---

[1]) δάκτυλος ist das kleinste griechische Längenmaass, c. 2 Finger breit nach Hero de mens. (J. u. S.) (28).

1

seine Gestalt betrifft, so ist das ganze Corpus, und am meisten der Fundus einer Blase ähnlich. Ferner finden sich oben am Fundus zu beiden Seiten gewisse hornähnliche Fortsätze, die man Hörner nennt; diese erstrecken sich anfangs nach oben, biegen sich weiterhin nach unten (um) und werden allmählich enger, sodass der verengte und nach unten gerichtete Theil dieser Hörner einer Vene ähnlich ist. Dieser verengte und wie gedrehte Abschnitt der Hörner erstreckt sich von oben nach unten und klammert sich an die Ovarien [1]), welche aussen am Uterus, an seinen beiden Seiten schräg, rechts und links liegen. Durch die gleichsam gewundenen Hörner (Tuben) zieht der Uterus während der Cohabitation das Sperma aus den Ovarien in sich hinein. Doch sind die „Hoden des Weibes" (Ovarien) sehr klein und nicht so zart wie die der Männer, sondern gleichsam lederartig und wie abgeplattet.

Der Uterus ist ferner mittelst einiger faserigen Ansätze mit der Blase und dem Mastdarm eng verbunden, aber ganz besonders steht er mit dem Kreuzbein durch einige starke sehnige und muskulöse Bänder in Verbindung. Es giebt ferner auch Aufhängebänder des Uterus, die vom Rückenmark her an ihn ansetzen als Ligamenta und das ganze Corpus uteri durchflechten. Er steht mit anderen Organen in Verbindung auch durch die Gefässe, die ihn versorgen, Venen nämlich und Arterien. Denn von der Vena cava, die durch das Rückgrat von dem Buckel der Leber herabkommt und von der Aorta, die aus dem Herzen zusammen mit der Hohlader herabsteigt, entspringen Gefässe, und zwar zum Uterus hin zwei auf jeder Seite, (je) eine Vene und eine Arterie; und diese vier Gefässe laufen oben zum Fundus uteri hin, theilen sich dort und ziehen geflechtartig durch den ganzen Uterus nach aussen und nach innen [, besonders aber nach innen]. Durch diese Gefässe gelangt das menstruelle Blut in den Uterus. Freilich ziehen auch noch andere Gefässe, Venen und Arterien, auf beiden Seiten des Uterus

---

[1]) ὄρχεις, eigentlich Hoden. Hippokrates kannte die Ovarien noch nicht, s. F. (9). S. 78. Soranos, s. L. (8). S. 7 beschreibt sie ähnlich wie Aëtios. (vergl. auch Zervos (7). S. 2. Anm.). Ihre Bedeutung erkannte wohl Galenos zuerst, s. F. (9). S. 23. Anm.

theils zu den Ovarien, theils in die Gegend des Fundus uteri und in die Schamgegend.

Das Corpus uteri selbst besteht aus zwei Gewebsschichten; die äussere ist mehr sehnig und lässt sich (daher) auch abziehen, die innere ist mehr von Gefässen durchzogen. Während die äussere Schicht einfach ist, ist die innere zweifach, sodass man, wenn man die obere Schicht abziehen will, gleichsam zwei Uteri erhält, die durch ein einziges Collum mit einander verbunden sind.

Das Collum uteri ist muskulös, besteht aus hartem und knorpelartigem Fleische und wird mit der Zeit von selbst immer härter; deshalb ist bei Multiparen oder bei alten Frauen das Collum uteri so hart und knorpelartig geworden, dass es einem Bronchus ähnlich ist. Das Collum uteri hat eine Oeffnung, durch welche das menstruelle Blut entleert wird; durch diese Oeffnung nimmt auch der Uterus beim Beischlaf den Samen des Mannes in sich auf, und der Embryo verlässt den Uterus auf diesem Wege; denn es ist unglaublich, wie dieser Zugang in seiner Grösse wechselt; für gewöhnlich ist er nämlich so eng, dass er kaum einen Sondenknopf aufnimmt; ist die Frau aber schwanger, dann ist dieser Eingang sehr genau geschlossen, sodass überhaupt nichts (mehr) aufgenommen wird. Löst sich aber die Frucht vom Uterus, so erweitert sich der Muttermund [unter dieser Last], sodass — wunderbar zu hören — der ganze Embryo durch ihn hindurch austritt.

Dieses Collum endigt in der weiblichen Scheide, welche man auch die Scham nennt. Ihre Länge beträgt bei den schon Erwachsenen gewöhnlich sechs Querfinger; kürzer[1]) wird die Scheide zur Zeit der Geburt und beim Beischlaf, weil sich nämlich die Cervix uteri dabei (mehr) nach aussen (unten) streckt. Ferner ist die Scheide in der Kindheit noch zarter und auch weich, während sie bei Frauen, die sehr oft geboren haben, mehr Schwielen (Narben) bekommt und durch ihre Derbheit gleichsam einem Knorpel ähnlich wird. Denn sie ver-

---

1) προχειρότερον γίνεται, eigentlich handgerechter, leichter zu untersuchen. Vergl. die Anm. aus Theophilos bei Z. (7.) S. 4 und Aet. XVI cp. 13, wo ἡ ὑστέρα προχωρεῖ den obigen Ausdruck erläutert. s. S. 15.

härtet mit der Zeit durch das häufige Aneinanderreiben beim
Beischlaf und bei den Entbindungen; aber auch durch die
monatliche Blutung wird sie narbiger, weil durch die sehr reichliche scharfe Flüssigkeit sich förmlich hohle Geschwüre bilden.

Zur Zeit der Regel wird der Uterus dick und von grossem
Umfang, während er sonst dünner und magerer (mehr kontrahirt)
erscheint; ferner ist er dicker bei den Frauen, die schon sehr
oft, dünner bei solchen, die noch nicht schwanger waren. Dagegen erscheint er in den ersten Tagen nach der Empfängnis dick; sobald aber der Embryo fertig ist und die Zeit der
Niederkunft naht, wird das Corpus uteri ganz dünn. Denn seine
Breite nimmt ab, weil es sich in die Länge streckt, gleichsam
wie Blasen, die mit Luft gefüllt sind. So verhält es sich mit
Lage, Form und Grösse des Uterus [1]).

Kapitel 2.

Was für Gebilde entstehen im Uterus der schwangeren Frau? — (Die Eihäute).

Zur Zeit der Schwangerschaft entsteht im Uterus das
Chorion [2]), welches die ganze Frucht aussen umgiebt und nach
ihm (noch) zwei andere Häute, das sogen. Wursthäutchen
(Allantois), das den konvexen Theilen der Frucht aufliegt,
und nach ihm das sog. Schafhäutchen (Amnion), ein dünnes,
das den Embryo überall rings umgiebt.

Kapitel 3.

Entstehung des Chorion.

Die Bildung des Chorion vollzieht sich in folgender Weise:
Die Mündungen der Venen und der Arterien, die sich im
Inneren des Uterus mannigfach verzweigen, haben gegen ihr

---

[1]) Man vergleiche die anatomischen Angaben bei Soran [s. L. (8) Kp. III.
S. 4—10] und Pinoff (12) und Görlitz (13).

[2]) Ueber χόριον (bei Zervos χορίον) s. die ausführliche Erörterung bei F (9)
S. 93. Anm.

Ende hin jede eine knotenartige Auftreibung, ähnlich den Hämorrhoiden am Gesäss. Diese geschwulstähnlichen Verdickungen nennt man Kotyledonen[1]). Sie sind kleiner bei den Frauen, als die, welche man bei Ziegen, Kühen, Rehen und ähnlichen Thieren findet. Diese Gebilde sind bei den Thieren gleichsam schwammig und schleimig, ihre Gestalt ist ähnlich den Blättern des Frauenkrautes, aber unterwärts hohl. Diese Mündungen nun der in das Cavum uteri hinein sich verbreitenden Gefässe stehen alle offen, sobald (so oft) die Frau koncipiren soll.

Diese (günstige) Zeit für die Empfängnis ist bei Beginn oder am Ende der Periode; denn obgleich diese Gefässe sich auch in der ganzen übrigen Zeit der Periode öffnen, koncipirt die Frau doch nicht; denn (während der Periode) bleibt das Sperma des Mannes doch nicht im Uterus, weil es zu dieser Zeit durch die Menge des rinnenden Blutes herausgespült wird. Jedoch bei Beginn und (besonders) am Ende der Menstruation öffnen sich zwar (auch) die Gefässe, aber das menstruelle Blut ergiesst sich weder reichlich noch in dichter Masse, sondern spärlich und allmählich, sodass wegen der Rauhigkeit des Uterus das Sperma festhaftet und wegen des unbedeutenden Blutverlustes hinreichende Nahrung erhält.

Vor dem Eintritt der Menstruation aber kann die Frau nicht koncipiren, weil das Sperma sowohl die Nahrung entbehrt als auch nicht im Stande ist, fest zu haften; denn der Uterus ist dann glatt, da die Gefässe verschlossen sind, sodass das Sperma deswegen (wieder) herabfliesst, wie aufgestrichene Farbe von zu glatten Wänden. Denn wer Wände anstreichen will, der macht sie zuerst rauh; dann erst haftet der Anstrich. Daher haftet das ejakulirte und im Uterus zurückgehaltene männliche Sperma an den Kotyledonen bald in der rechten, bald in der linken Seite des Corpus uteri. Dann zieht sich der Uterus zusammen und umschliesst das Sperma überall.

---

[1]) ἡ κοτυληδών (πόα) ist das Kabelkraut, Frauenkraut, umbilicus Veneris (J. u. S.). Zur Kritik dieser Stelle, über die sich Zervos leider ausschweigt, die mir nach Galen copirt zu sein scheint, vergleiche man den Schluss der Arbeit von Kossmann (10), der wohl ganz richtig die Kotyledonen mit den Chorionzotten identificirt.

Die Bildung des Chorion geht nun von den Endigungen der im Uterus verzweigten Gefässe aus; denn von jeder Mündung entspringt ein (neues) Gefäss, eine Arterie aus der Mündung einer Arterie, eine Vene aus der einer Vene. Diese Gefässe verbindet unter einander eine dünne, aber kräftige Membran, die sich aussen an alle ringsherum anlegt, und so bildet sie das Chorion. Die im Chorion verzweigten Gefässe laufen nun wieder unter einander zusammen und bilden schliesslich zwei Venen und zwei Arterien; diese setzen sich an die Mitte der Frucht an und nehmen von überall her die Ausscheidung des Embryos auf, die nach der Allantois hin stattfindet; durch diese wird der Harn der Frucht ausgeschieden und in der Membran gesammelt; daher bildet die Verwachsung dieser vier den sogenannten Nabel; mitten zwischen ihnen befindet sich der sog. Urachos. Dieser Urachos ist der Anfang der Allantois, ist am Fundus der embryonalen Blase durchlocht, und durch ihn wird der Harn der Frucht geleitet und in der Allantois gesammelt.

Später verwachsen die beiden Venen zu einer, und diese geht durch den Nabel und läuft dann zu dem unteren, einwärts gebogenen Theil der foetalen Leber, zu der sog. Vena cava. Durch diese wird dann das Blut vom Uterus zur Ernährung der Frucht weiter geleitet. Denn die Leber des Embryo nimmt das Blut auf und giebt es wieder an seinen Körper ab. Die beiden vorher erwähnten Nabelarterien nun endigen ebenfalls in einer Arterie, und diese geht durch die schrägen Seitentheile der foetalen Blase und läuft zu der grossen Arterie, die am Rückgrat der Frucht liegt. Durch diese wird dann das Leben erzeugende Blut von den uterinen Arterien zur Frucht hinübergeleitet.

Zur Zeit der Entbindung, wenn die Frucht reif ist und, gross geworden, den Uterus, und natürlich auch das Chorion, nach allen Seiten ausdehnt, (dann) wird es ihr zu eng, und sie bekommt durch die ihr vom Uterus aus zugeführte Nahrung nicht mehr genug; daher hüpft sie und sprengt die Häute, die sie umgeben. Infolgedessen öffnet der Uterus in geheimnissvoller Weise seinen Mund und stösst die Frucht aus.[1] —

---

[1] ἀρρήτῳ λόγῳ, eigentl. „in einer mit Worten nicht zu schildernden Weise."

Das wäre nun so das, was man darüber sagen kann, wenn
man nur eine kurze Erklärung geben will. Sollte aber jemand
wünschen, all' das Erzählte sich ganz genau anzuschauen, der
möge eine hochträchtige Ziege schlachten, eine Kuh, ein Reh
oder eine Hündin und dabei zuerst die Knochen an der Scham
aus ihren Verbindungen lösen und dann das Fell recht geschickt
spalten. Denn wenn man dies recht geschickt macht, sieht
man den Zusammenhang des Uterus mit seinen Nachbarorganen.[1]

Kapitel 4.

Alter der Frauen beim ersten Auftreten der Menstruation.

Die Menstruation tritt bei den Frauen ungefähr im vier-
zehnten Jahre ein; gleichzeitig werden sie mannbar und ihre
Brüste schwellen. Aber die Menses treten nicht bei allen zum
gleichen Zeitpunkte ein, auch nicht in gleicher Stärke und Dauer.
Letztere beträgt meist vier Tage, die Blutmenge bald mehr bald
weniger als zwei Kotylen.[2] Die Pause beträgt bei den einen
20, bei den anderen höchstens 30 Tage; manche aber sind auch
zweimal im Monat menstruirt. Die Menstruation hört nicht
früher als mit 35 Jahren auf; nach dem 50. Jahre erscheint sie
meist nicht mehr; indessen dauert sie in seltenen Fällen (auch)
bis zu 60 Jahren; sehr fette Frauen verlieren sie rasch. — Die
Blutmenge ist anfangs gering und steigt bis zur höchsten Entwicklung; dann bleibt sie eine Zeit lang in gleicher Stärke und
nimmt nur sehr wenig zu oder ab. Wenn die Blutung aber
aufhören will, wird sie allmählich wieder schwächer, bis sie vollständig aussetzt. Regelmässigkeit wie Unregelmässigkeit der
Menses, reichlicher wie spärlicher Blutfluss stehen in direktem
Zusammenhange mit dem Lebensalter, der Jahreszeit, der Lebens-

---

[1] Ueber die anatomischen Studien der Griechen und Alexandriner vergl.
F. [9] S. 71 Anm. 1 u. 3 und S. 109. Anm. 2.

[2] κοτύλη ist ein kleines Hohlmaass (Becher) für trockene und flüssige
Dinge, = 7 1/2 Unzen oder ungefähr 1/4 Liter.

weise und dem sonstigen Verhalten, wie auch mit der Beschaffenheit und Eigenthümlichkeit der Nahrungsmittel und dem Hinzutreten von Krankheiten. (Krankheitskomplicationen.)

Kapitel 5.

Vorzeichen des ersten Auftretens der Menstruation bei jungen Mädchen.

Den nahenden Beginn der ersten Regel künden bei jungen Mädchen an: Jucken an den Brüsten, Leibweh, Kreuzschmerzen, Kopfweh, Erbrechen von galligen oder schleimigen Massen. Wenn sich diese Vorzeichen mit vierzehn Jahren einstellen, muss man den Arzt (zu Rathe ziehen und ihn) etwas verordnen lassen, um die Regel herbeizuführen; auch soll man durch recht einfache Abkochungen den Abfluss des Blutes unterstützen.

Kapitel 6.

Wann tritt das Sperma auf und wann die Geschlechtsreife?

Auch das Sperma erscheint mit dem 14. Lebensjahr, bei den meisten zugleich mit der Pubertät; zeugungsfähig wird es ungefähr mit 18 Jahren, meist erst mit 20 Jahren. Gleich nach dem Erscheinen des Sperma tritt auch die Lust zum Beischlafe (schon) auf.

Kapitel 7.

Diagnose der Konceptionsfähigkeit (nach Soranos).[1]

Man ist der Ansicht, dass die Frauen vom 15. Jahre an bis meistens zu 40 Jahren wohl geeignet sind, schwanger zu werden, und zwar diejenigen besonders, welche weder einen männlichen Habitus, eine gedrungene Gestalt und ein sehr

---

[1] L. (8) cp. 9 S. 22.

rauhes Wesen besitzen (Mannweiber), noch allzu schwächlich (schlaff) und schwammig (lymphatisch) sind, oder gar Durchfall haben, wohl aber die, welche Seelenruhe und heiteren Sinn besitzen, recht breite Hüften und einen stattlichen Leib haben, keine Störungen bei der Periode kennen und frei sind von dauernder Belästigung durch Krankheiten, und ganz besonders von Unterleibsleiden.

Man sagt, dass auch folgender Versuch für die Voraussage, ob die Frau concipiren wird, wichtig sei: Man bringe die Frau in geeignete Lage und verbrenne Harz auf untergelegtem Feuer, damit sie durch die Scheide den Rauch aufnehme; wenn dann der Geruch sich in ihren Mund vertheilt (d. h. zum Munde herauskommt), so wird sie empfangen; wenn aber nicht, dann nicht.

Ein anderes Mittel: Man ziehe vom Knoblauch die Schale ab, umwickle ihn mit Wolle und lasse ihn als Tampon einlegen, wenn die Frau schlafen gehen will; wenn dann morgens der Duft des Knoblauchs durch ihren Mund zum Vorschein kommt, wird sie empfangen; wenn aber nicht, dann nicht.

Kapitel 8.

Diagnose der Schwangerschaft.

Dass eine Frau empfangen hat, erkennt man erstens daran, dass sie auf die Frage der Hebamme angiebt, dass sie den Samen des Mannes nach dem Beischlaf nicht wieder ausgeschieden habe, dass sie ferner während des Beischlafs von Empfindungen des Schauers (Wollust) befallen sei, und dass die Schamtheile und die Nabelgegend mässig weh thun. — Zweitens daraus, dass Scheide und Muttermund sehr trocken und ohne Feuchtigkeit sind, dass der Muttermund selbst ohne Verhärtung und Entzündung geschlossen und nach vorn und oben gerückt ist; ferner daraus, dass die Frauen ohne rechtes Verlangen nach Liebesgenuss sind, dass die Periode (ohne andere Ursache) zur gewohnten Zelt ausbleibt; dass die Adern an der Brust durch die Haut schimmern, und die Brüste angeschwollen sind. Im Lauf der Zeit fliesst auch Milch; die Augenhöhlen sind etwas blassgelb und manchmal finden sich dunkle Flecke im Gesicht,

manchmal auch missfarbige (Chloasma· uterinum). Ferner (erkennt man eine Schwangerschaft) auch daraus, dass die Vorder-
seite des Halses ziemlich warm, der Nacken aber kühl ist, und
dass ungefähr im zweiten Monat die Frauen (ganz) gegen ihre
Gewohnheit scharfe und salzige Kost verlangen. Bei manchen
wird (dadurch) der Magen verdorben; während der Arbeit tritt
(oft) Unlust auf; das Auge bekommt feuchten Glanz und der
weibliche Geschlechtscharakter tritt stärker hervor. Auch die
Hautfarbe wandelt sich in weiss schimmernde Blässe, welcher
meist stärkeres Erröthen vorangeht. Ungefähr zu der Zeit, in
welcher (sonst) die Periode eingetreten wäre, sind die Frauen
müde und wie gelähmt und haben Atemnoth; auch das Kreuz
ist steif; die Blase entleert nur sehr mühsam Urin, der heiss
und dunkelroth ist, weil die Wärme in der Scheide die (benach-
barte) Blase ebenfalls entzündlich reizt und infolgedessen Menstrualblut durch die Harnröhre abgeht.

Kapitel 9.

Welche Zeichen gab es bei den Alten dafür, ob das Schwangerschaftsprodukt männlichen oder weiblichen Geschlechts sei?

Hippokrates[1]) und Andere[2]) behaupten, dass die Frucht
männlich wäre, wenn die Schwangere recht gut und gesund
aussehe und leicht beweglich sei, wenn ferner ihre rechte
Brust grösser und voller sei und die Warze am meisten hervor-

---

[1]) Vergl. Fassbender (9) S. 106 u. 107 und Fuchs (15) I. p. 115.
— Ich benutze die Gelegenheit, auf die wichtige ausführliche Darstellung
Fassbenders (S. 107—111) hinzuweisen, aus der hervorgeht, dass die bekannte
hippokratische Theorie von der Geschlechtsbestimmung (nach welcher der rechte
Eierstock, bezw. Hoden die Knaben, der linke die Mädchen liefere), sich bei
Hippokrates nirgends findet. Trotzdem hat sich dieser Irrthum bis in die
neueste Zeit erhalten; Siebold (2) erwähnt ihn zwar nicht, aber die meisten
geburtshilflichen Lehrbücher des 19. Jahrhunderts. — 1895 noch hat Seligson
in Moskau vergeblich versucht, obige Irrlehre als richtig zu beweisen. (Centralblatt fr. Gyn. 1895. No. 22.)

[2]) Vergl. bei Soranos, L. (8) cap. XIII. S. 30 und Anmerk. 1.

rage; anderseits, dass bei weiblicher Frucht die Frau recht blass und die linke Brust, zumal die Warze, stärker geschwollen sei.

Ferner finden sich bei männlicher Frucht die Gefässe der rechten Seite, ich meine natürlich die Venen, zumal die unter der Zunge, stärker entwickelt, dagegen bei weiblicher Frucht die auf der linken Seite.

Das untrüglichste und sicherste Zeichen ist folgendes:

Bei männlichen Früchten ist der Puls an der rechten Hand der Schwangeren stärker, häufiger, grösser und härter (als gewöhnlich?) [Pulsus celer, frequens, magnus, durus], während bei weiblicher Frucht der der linken Hand von solcher Beschaffenheit ist.[1]

Kapitel 10.

Krankhafte Gelüste der Schwangeren (nach Galenos).[2]

Ungefähr im zweiten Monat tritt bei den Schwangeren ein Leiden auf, das man als Kissa (Pica) bezeichnet, ein Ausdruck, dessen Bedeutung übertragen ist von einem lebenden Vogel (der Elster)[3], der bald so heisst, bald ganz anders und verschieden benannt wird. Man· sagt auch der Name sei übertragen von einer Pflanze, die Epheu heisst[4], da sie verschiedene Pflanzen, die ersten besten, die sich gerade darbieten, (gierig) umklammert; denn die Schwangeren, die „krankhafte Gelüste" haben, sind (eben) begierig nach verschiedenen (wunderbaren) Speisen, zumal nach solchen, die Behagen und Unbehagen mit sich bringen.

---

[1]) Die gleiche Beobachtung führt Galenos an, s. Z. S. 12, Anm. 1.

[2]) Ueber die κίσσα oder pica finden sich viele Angaben; ausser den bei L. (8), Anm. S. 33 genannten 5 noch Sextus Empiricus und Arrian (J. und S., S. 763). Man vergleiche das cap. bei Soran (L. XV.), und Aëtios Buch 9, cap. 23, wo er unter der Ueberschrift περὶ μοχθηρῶν ὀρέξεων die κίσσα beschreibt, hinsichtlich der Therapie aber auf das nachstehende Kapitel verweist. Z. giebt keine Anm. zu cap. 10!

[3]) κίσσα übersetzt L. (nach Aristoteles) mit Eichelhäher (garrulus glandarius), J. und S. mit Häher, Eichelhabicht, Kr. mit Elster.

[4]) κισσός ist der Epheu.

Meist tritt bei Schwangeren dieser krankhafte Zustand ungefähr 40 Tage nach Beginn der Schwangerschaft auf; er besteht in Magenerweiterung, Uebelkeit, Hilflosigkeit, Unruhe und Erbrechen von Speisen, Galle und Schleim; die Frauen haben dauernd Speichelfluss und Magenkrämpfe und fasten (daher). Diese Erkrankung kommt infolge eines Uebermaasses von Blut zu Stande; denn die gewohnte monatliche Ausscheidung von Blut durch die uterinen Gefässe wird durch die Frucht unterdrückt; es steigt rasch nach oben und drückt auf den Magen, der ganz besonders reizbar ist. Dabei sind die Frauen lüstern nach verschiedenartigen und sonderbaren Dingen, entsprechend dem Wesen der schlechten Säfte, die sich geltend machen; die einen verlangen nach scharfen, die andern nach salzigen (Speisen), andere gar nach Erde, andere sogar nach Eierschalen oder ausgelöschten Kohlen (Asche). Diese krankhaften Gelüste dauern manchmal bis zum vierten Monat. Denn im Anfang wird nur ein ganz kleiner Theil des Blutes zur Ernährung der Frucht verwendet, später aber mehr, wenn sie gewachsen und demgemäss mehr Blut zur Ernährung der Frucht in den Uterus übergegangen ist. Sobald aber die schlechten Säfte durch wiederholtes Erbrechen aus dem Körper entfernt sind, lassen die vorher beschriebenen Symptome nach.

Für die (Kranken) nun, welche anscheinend hinreichend Blut gesammelt haben, passt wenig Nahrung; auch ist ihnen die Appetitlosigkeit nützlich und ebenso Leibesübungen, dem weiblichen Geschlecht angemessen, die im Stande sind, das Uebermaass zu beseitigen; für die (Kranken) aber, bei denen etwas beissendes oder scharfes oder salziges den Magen verletzt und entzündet, ist es nützlich, warmes Wasser gegen den Brechreiz zu trinken und dadurch den lästigen Saft (Schleim) zu verdünnen. Die Speisen sollen jedoch nicht zu süss sein; der Wein soll weiss, wohlriechend, alt und etwas herb sein, das Getränk überhaupt spärlich, damit die Nahrung nicht unverdaut im Magen liege. Darum ist es zweckmässig, vor den Speisen eingemachte Oliven zu geben mit geröstetem weichem Brote, das in schicklicher Weise zurecht gemacht ist; ferner fünf oder sieben bittre Mandeln, Schrotbrot, durchgeknetet mit dem Saft von Olivenkernen, Granatäpfeln oder Endivien; ferner Spargel, Rapunzel

und vom Geflügel alles das, was nicht zu fett und nicht übelriechend ist, vom Schwein Füsse, Schnauze, Gebärmutter und
Bauch, endlich frische Seeigel. Nach der Mahlzeit soll man
Rosinen, Granatäpfel und Birnen geben. All dies oben erwähnte
soll in mässiger Menge gereicht werden. Doch die Frauen,
welche nicht im Stande sind zu essen, muss man dazu nöthigen
durch stete Abwechslung in der Ernährung und solche Speisen,
auf die sie sonst Appetit hatten; denen aber, die Erde essen
möchten, ist es nützlicher, dafür Brod aus feinstem Mehle zu
essen, und zwar soll es recht frisch sein.

Weiter sind als Heilmittel nützlich: ein Aufguss von
Portulak, während des Essens zu geben; ferner Gurkensamen
ohne Schale, in Wasser zu trinken; auch eine Abkochung von
Polygonum[1]) und ebenso von Anis; ferner ein Infusum von
pontischem Rhabarber und Nardenblüthe; auch Endiviensaft,
und zwar roh wie gekocht in reichlicher Menge genossen. Ist
aber das Erbrochene dick und kann wegen der Zähigkeit (des
Schleimes) nur sehr schwer herausgebracht werden, dann soll
man Rettige mit Sauerhonig und Pökelfleisch zu essen geben;
und man suche auf jede Weise zu erreichen, dass die lästige
Schleimmenge ohne Schmerz und Krampf (aus dem Magen) entfernt werde. Ferner ist es angebracht, dem Magen, der erheblich geschwächt ist, durch folgende Mittel auch von aussen
her beizustehen: Weinreben, Blüten vom wildem Granatbaum,
Rosen, Granatapfelblütenkelche, Myrthen, Myrrhenkraut- und
Fenchelsamen, mit Wein zum Brei verrührt, dazu Galläpfel,
Kümmel und Wermuth; Palmenmark, in Wein abgekocht oder
damit getränkt und zerkleinert, lege man nach Art eines Um-
schlages auf; oder Quittenäpfel in Essigwasser gelöst und ohne
Klümpchen fein zubereitet mit rosigem oder nardenartigem
Wachsbalsam, oder unreifen Traubensaft mit Saffran; ferner
lege man schmutzige Wolle (d. h. nicht entfettete Wattebäusche)
oder Leinwandlappen auf den Magen, die getränkt sind mit
Weinöl, Essigöl, Rosen- oder Nardenöl. Es schafft ferner Er-
leichterung bei den Magenkrämpfen und Stichen langsames

---

[1]) Nach Kr. (16) S. 829. Natterwurz oder Buchweizen. S. a. L. (8)
Anhang.

Trinken von genügend warmem, nicht kochendem Wasser und ebenso genügend langsames Auf- und Abgehen und Bedecken des Unterleibes mit weicher Wolle und Warmhalten (desselben); ferner Salben und Bewegen der unteren Gliedmassen (Turnen) vor Tische nach Möglichkeit.

Kapitel 11.

(Behandlung der) Oedeme der Schwangeren an den Füssen.

Gegen die Schwellungen, die (oft) bei Schwangeren an den Füssen auftreten, lasse man Einreibungen mit Weinessig und Rosenwasser machen, bisweilen auch fein geriebenes Salz auflegen und Umschläge machen mit essigsaurer Thonerde[1]. Gut ist auch die Abkochung des Inneren der Citronen darüber zu giessen; ebenso ist es vortheilhaft, Rosmarin mit Essig getränkt nebst weit ausgebreiteten Kohlblättern aufzulegen.

Kapitel 12.

Diätetik der Schwangerschaft (nach Aspasia).[2]

Man sorge dafür, dass die Schwangeren gleich von Anfang an sich hüten vor Schreck, Betrübnis und jeder starken seelischen Aufregung, ferner vor der schaukelnden Bewegung beim Fahren und übertriebenen körperlichen Uebungen (Sport) und plötzlichem Anhalten des Atems, vor Schlägen und Stössen gegen die Weichen, vor Heben schwerer Lasten, vor Springen und Tanzen und vor hartem, unebenem Lager, vor dem Genuss

---

[1] Κιμωλία γῆ nach J. u. S. = Erde von der Kykladeninsel Kimolos, eine weisse Thon- oder Bolusart, die natriumhaltig, d. i. eine Art natürlicher Seife war. (cfr. Galenos und Aëtios II. cp. 8, sowie Bergel (18) Seite 60). Aus dem Zusatz μετ' ὄξους glaube ich mich zu obiger Uebersetzung berechtigt.

[2] Siehe die Anmerkung in der Einleitung.

scharfer oder Blähungen verursachender Gerichte, vor allzu hohen
Eingiessungen, vor zu spärlicher wie vor zu reichlicher Nahrungsaufnahme und vor Blutverlust aus Nase, Hämorrhoiden oder
irgend einer andern Stelle; denn dies alles ist für die Schwangeren
schädlich. Dagegen ist ihnen dienlich: angemessene, wohlschmeckende und magenstärkende Kost, Schweben in einer
Sänfte, kleine Spaziergänge, zartes Reiben (Massage), Wolle-
spinnen. Jedoch ungefähr im 8. Monat, der, obgleich der be-
schwerlichste, frei von Beschwerden sein soll, ist es gut, die
Ernährung einzuschränken und die allzu lebhaften Bewegungen
einzustellen. Wenn auch der Stuhl angehalten ist, weil der
Mastdarm durch den Uterus von der Seite her gedrückt wird,
so ist es richtig, Abführmittel zu geben, wie z. B. Gerstentrank,
gekochten Sauerampfer, Malven, Nesseln. Im neunten Monat
endlich ist es zweckmässiger, um ein Nachlassen der Spannung
des Leibes zu erreichen, öfter ein Bad nehmen zu lassen, und
überhaupt vorher darauf Bedacht zu nehmen, dass die Ge-
bärende im Stande sei, die Wehen zu ertragen.

Kapitel 13.

Vorzeichen des Beginnes der naturgemässen (regel-
mässigen, spontanen) Niederkunft.

Bei den Hochschwangeren stellt sich Schwere des Unterleibes und Brennen in der Scheide ein, und der Uterus rückt
nach der Vulva hin vor (tritt tiefer), sodass die untersuchende
Hebamme ihn leicht berühren kann. Dann öffnet sich der
Muttermund und fühlt sich weich und sehr feucht an. Ist die
Geburt ganz nahe, dann sinkt das Hypogastrium ein, während
die Leistengegend und die Schamtheile anschwellen, und ein
starker Harndrang tritt auf. Dann fliesst sehr viel Flüssigkeit
ab und später auch in sehr vielen Fällen Blut aus den zer-
rissenen dünnen Gefässen im Chorion.

Kapitel 14.

Rathschläge für die normale Entbindung.

Was man für Vorbereitungen treffen und wie man den Frauen, die naturgemäss (spontan) niederkommen, beistehen soll, das niederzuschreiben, halte ich für überflüssig, weil dies herkömmlicher Weise nicht nur die Hebeammen, sondern auch die andern Frauen wissen [1]). Was man aber (jedenfalls) wissen muss, soll hingeschrieben werden: Man soll die Kreissenden ermahnen, den Atem anzuhalten und ihn dann mit Druck nach unten (Abwärtsdrängen) [1]) auszustossen, ihn jedoch nicht nach dem Halse hin zusammenzuziehen, wie manche unerfahrenen Frauen thun. Denn dadurch entstehen oft Kröpfe, bekanntlich eine Erweiterung der Gefässe an dieser Stelle [2]), und dieser Zustand ist unheilbar (lässt sich nicht wieder beseitigen).

Kapitel 15.

Diätetik der regelwidrigen Geburt (nach Aspasia). [3])

Bei schwerer Geburt und geschlossenem Muttermunde beginne man damit, die Kreissende (Patientin) ins Bad zu führen, und lasse sie in einer warmen Wanne baden; oder man gebe ihr vorher ein Klystier und wende dann Sitzbäder, die im Stande sind, Schlüpfrigkeit zu bewirken, und Salben an, z. B. warmes Oel und geschlagenes Eiweiss und Abkochungen von Malve, Bockshorn, Leinsamen und Gerstengraupen, oder durch Alkannaöl flüssig gemachten Wachsbalsam. Ganz besonders muss man die Lenden- und Schamgegend einsalben; ferner bewirkt das Schwalbennest, ich meine, das Nest mit Oel aufgelöst und auf die Hüfte, hinten am Kreuz aufgestrichen, dass die Geburt schnell verläuft [4]). Man sagt auch, dass die Wurzel der grossen Wolfs-

---

[1]) Siebold (2). Band 1, Seite 220.

[2]) βρογχοκῆλαι, ὅπερ ἐστὶν ἀνεύρυσμα τοπικόν . . . . cfr. Galenos, cit. in Kr. Seite 77 und Aëtios XV., cap. 6.—.

[3]) Vergleiche die Einleitung.

[4]) Vergleiche Z. S. 17. Anm. 1.

milch (Euphorbia), in ein Stück Leinwand um den Schenkel gebunden, sehr wirksam sei. Ebenso Styrax und grüner Koriander und die Wurzel von Polygonum und Halkyon [1]) und der Samen wilder Gurken. Aber (alles) dies muss man nach der Niederkunft sogleich vernichten und fortschaffen.

Wenn aber nach der Geburt die Nachgeburt nicht ausgestossen wird, ist es nicht richtig, sie gewaltsam durch Ziehen zu entfernen, sondern man halte den Atem an, schliesse Nase und Mund und bewirke so (ein) Niesen. Wenn es aber trotzdem zu lange dauert, soll man die Ausstossung der Nachgeburt so bewerkstelligen, wie das weiter unten näher beschrieben werden wird (s. Kap. 24).

———

Kapitel 16.

(Wer ist untauglich zu empfangen und was für Abtreibungsmittel sind dabei anzuwenden?)

Sterilität und Abortivmittel.

Manche Schwangeren sind während der Entbindung arg gefährdet, sei es infolge von Enge der Cervix uteri, sei es, weil der Uterus überhaupt (zu) klein ist und (deshalb) nicht vermag, bis zur Reife der Frucht seine Dienste zu leisten, sei es, dass sich am Muttermund eine Geschwulst (Knötchen) oder etwas anderes derartiges gebildet hat und als Hindernis bei der Niederkunft wirkt. Für solche Frauen ist es viel besser, (gar) nicht (erst) zu concipiren. Sollten sie aber doch schwanger werden, so ist es (immerhin) besser, die Frucht abzutreiben, als sie (später) aus dem Uterus zu schneiden (zu zerstückeln) (cfr. Kap. 23) [2]), weshalb es (zunächst) hier am Platze ist, über Abtreibungsmittel und Mittel zur Verhütung der Conception nähere Angaben zu machen.

---

[1]) τὸ ἀλκυόνιον, „eine Art Thierpflanzen von ihrer Aehnlichkeit mit dem Nest des Eisvogels". (Lexica).

[2]) Zu diesem für den damaligen Stand der Geburtshilfe typischen Satz vergleiche die trefflichen Bemerkungen Siebolds I, S. 220 und 221.

Mittel zur Abtreibung der Frucht und Mittel zur Verhütung der Empfängnis.

Der Unterschied zwischen beiden Mitteln ist folgender: das eine lässt überhaupt keine Schwangerschaft zu Stande kommen, das andere vernichtet und beseitigt das Schwangerschaftsprodukt.

Um nun nicht schwanger zu werden, muss man sich hüten, den Beischlaf zu vollziehen zu der für die Empfängnis günstigen Zeit, wie im Beginn oder am Ende der Menstruation. Ferner soll die Frau in dem Augenblicke des Beischlafs, wenn der Mann sein Sperma ejaculiren will, den Atem anhalten, und zu verhindern suchen, dass das Sperma in die Uterushöhle eindringe; dann schleunigst aufstehen, sich niederhocken und Niesen hervorzurufen suchen und (schliesslich) die Scheide überall sorgfältig und gründlich reinigen. Um nicht schwanger zu werden, ist es ferner auch vortheilhaft, den Muttermund vorher mit Honig oder Balsam oder Cedernharz (jedes) für sich allein oder auch mit weisser Schminke zusammen zu bestreichen, oder mit flüssigem Myrthenbalsam, vermischt mit Bleiweiss oder gelöstem Alaun oder Galbanumharz [1]) mit Wein. Denn derartige Mittel, sofern sie kühlend, salbenartig und herb sind (Styptica), sorgen für Schliessen des Muttermundes vor dem Beischlaf und lassen das Sperma nicht in die Uterushöhle gelangen; sofern sie aber warm und reizend sind (Excitantia), verhindern sie nicht nur, dass das männliche Sperma im Cavum uteri bleibt, sondern ziehen auch andere Flüssigkeit aus dem Uterus heraus. Von der Gattung der Mittel, die Sterilität schaffen und eine Empfängnis verhindern, giebt es ferner noch folgende:

Kapitel 17.

Tampons, die Unfruchtbarkeit bewirken. [2])

1. Man zerreibe Fichtenrinde und gerbstoffhaltigen Sumach, von jedem ein gleiches Quantum mit aus Trestern gemachtem

---

[1]) χαλβάνη, d. bek. Gummiharz v. Bubon Galbanum L., d. sog. Mutterherz. (Kr. S. 403).

[2]) Zu diesem und dem folgenden Kap. vergl. das betr. cap. bei Soranos, L. (8). S. 43. cap. 30 nebst den ausführlichen Anmerkungen und F. (9). S. 113 und folgende.

Wein, tränke Watte damit und lege einen solchen Tampon vor der Begattung ein; nach zwei Stunden soll die Frau ihn entfernen und dann erst geschlechtlichen Verkehr zulassen.

2. Ein anderes Recept: Das Innere von frischen Granatäpfeln löse man in Wasser auf und lege es ein.

3. Oder so: 2 Theile Granatäpfel, 1 Theil Galläpfel zerstosse man fein und forme Pillen daraus und lege sie gleich nach dem Aufhören der Menses ein.

4. Noch ein anderes: Aus 3 Drachmen[1]) Galläpfeln und 2 Drachmen Myrrhen forme man mit Wein Pillen von Erbsengrösse, lasse sie im Schatten trocknen und vor der Kohabitation als Zäpfchen einlegen.

5. Noch anderes: Fleisch von getrockneten Feigen zerkleinere man, füge Natron dazu und lege es ein.

6. Ferner: Man nehme 2 Drachmen Granatapfelblüthen, 2 Drachmen Galläpfel, 1 Drachme Wermuth, zerkleinere sie fein, füge Cedernharz hinzu, forme daraus Gebilde von Gerstenkorngrösse und lasse sie gleich nach dem Ende der Periode für (mindestens) 2 Tage einführen; oder man lasse sie (lieber noch) einen weiteren Tag liegen; und erst dann soll die Frau, wenn sie Lust hat, mit Männern verkehren, früher aber nicht. Dies Mittel ist unfehlbar, wie zahlreiche Versuche zeigen.

7. Ein Getränk zu demselben Zwecke: Ein Getränk aus kyrenischem Pflanzensaft von der Grösse einer Erbse mit 2 Bechern guter Mischung (Wein mit Wasser) verhindert die Empfängnis; man soll dies einmal im Monat geben, denn es wirkt auch auf den monatlichen Blutfluss.

8. Noch eine andere Vorschrift: Man vermische gleiche Mengen kyrenischen Saft, Allheilkrautsaft und Rautenblätter, knete sie gut durch und lasse davon ein bohnengrosses Theil einnehmen; ferner lasse man dazu (mit Wasser) gemischten Wein langsam trinken; auch dies wirkt auf die Menstruation.

9. Oder: Man nehme 1 Drachme Aloë, 3 Obolen Levkoiensamen, 3 Drachmen Ingwer, 2 Pfefferkörner, dazu Wein, theile das Ganze in 3 Theile und lasse es unmittelbar nach dem Aufhören der Periode einnehmen.

---

[1]) 1 δραχμή = 3,5 g.

10. Unfruchtbarkeit bewirkt auch das Wasser der Schmiede, in dem Eisen gelöscht wird, wenn man es in genügender Menge trinkt, zumal unmittelbar nach dem Aufhören der Periode.

11. Man gebe gleich nach erfolgter Stuhlentleerung eine Drachme von der Wurzel des Weisspappelbaumes mit sieben Kotylen Wasser ein und lasse dies nur einmal im Monat trinken.

12. Ein die Empfängnis hinderndes Mittel: Die Leber vom Wiesel trage man in einer Röhre am linken Fuss oder die Hoden desselben Thieres in einer Röhre an der Nabelgegend.

13. Noch ein anderes: Fett vom Uterus der Löwin trage man in einem Behälter aus Elfenbein; denn das ist am wirksamsten; oder man lege einen Tampon von Bleiweiss mit Oel vermischt ein. Oder noch besser: Granatapfelblüthen und Schalen und Galläpfel und unreife Trauben je 2 Drachmen, Wermuth eine Drachme, dazu Cedernharz; daraus bilde man ein gerstenkorngrosses Medikament und lege es nach zweitägigem Abführen ein, dann wird keine Empfängnis zu Stande kommen.

14. Noch ein anderes Mittel zur Verhütung der Conception: Solange eine Frau ungeschwängert bleiben will, so lange soll sie Körner schwarz gewordenen Epheus nach dem Stuhlgang in gehörig gemischtem (Wein) einnehmen; oder: Bilsenkrautsamen sammelt man vom Kraute ab, bevor er auf die Erde fällt, und zerstösst ihn mit Eselsmilch und ein wenig Myrrhe und einem Samenkorn schwarzen Epheus oder seinem Fruchtbüschel, und hüllt alles in ein Hasenfell, eine Mauseloder Hirschhaut und trägt es (stets) bei sich. Doch lasse man das Ganze zusammen nicht die Erde berühren, wenn es umgehängt wird; oder: Man gebe der Frau nüchtern kaltes Schmiedewasser nach vorausgegangener Darmentleerung zu trinken.

15. Ferner noch ein anderes: Absud von Weidenrinde, mit goldigem attischem Honig wegen des bitteren Geschmackes (versüsst).

16. Noch etwas anderes: Den ersten Zahn, der einem Kinde ausfällt, falls er nicht den Boden berührt hat, soll die Frau am Fingerring mit sich herumtragen oder den Wurm aus dem Steinbruch umhängen.

17. **Noch ein durch Erfahrung gewonnenes:** Man verreibe Bilsenkrautsamen mit der Milch einer Stute, die ein Mauleselchen nährt, hülle ihn in Hirschhaut ein und hänge das Mittel an den linken Arm und sorge, dass es nicht zu Boden fällt. Auch der Same vom Korianderkraut, das Jahr über eingenommen, sorgt für Unfruchtbarkeit.

18. **Oder in ganz anderer Art:** Der Mann reibe sich mit einem der herben Mittel (Adstringens), z. B. mit pulverisirtem Alaun ein oder wasche sich vorher mit dem scharfen Safte der Granatapfelschale oder der mit Essig gestossenen Galläpfel ab, dann wird er nicht zeugungsfähig sein.

Ferner sind alle bei Milzerkrankungen wirksamen Mittel auch solche, die eine Conception verhindern, ebenso auch Hoden entmannter Maulesel, geröstet und mit Weidenabsud getrunken*).

Kapitel 18.

Abtreibungsmittel (Abortiva) (nach Aspasia).

Wenn eine Frau, die zur Empfängnis ungeeignet ist, aus Unvorsichtigkeit doch schwanger wird, so soll sie erstens 30 Tage lang das Gegentheil vornehmen von dem, was wir oben bei der Diätetik der Schwangerschaft (Kap. 12) angegeben haben; also lasse man sie sich recht lebhaft bewegen und springen und tanzen und über ihr Können hinaus Lasten hochheben; ferner soll sie harntreibende Abkochungen anwenden, die auch im Stande sind, die Regel wieder herbeizuführen und den Darm zu entleeren, und soll auch (noch) recht hohe Eingiessungen

---

*) Anmerkung. Um Beispiele der vielfältigen, oft wunderbaren Arznei- und Sympathiemittel zu geben, habe ich hier alle in den Handschriften angegebenen Rezepte übersetzt, später aber mir meist Abkürzungen und Auslassungen erlaubt.

Hinsichtlich der Materia medica verweise ich auf die Uebersetzung von Hirschberg (5), den ausführlichen Kommentar Hubers bei Lüneburg (8) und die Lexica, z. B. Kraus (16) u. a. m. Einzelne Mittel sind von Aëtios selbst in den ersten Büchern seiner Synopsis beschrieben, bezw. von Solerius (6) in seinen Scholien zu den beiden ersten Büchern erklärt. Ich habe mich daher auf einzelne Anmerkungen zu solchen Mitteln beschränkt, die bei Lüneburg und Huber (8) nicht genannt sind.

machen; ferner soll sie täglich im Bade Bauch, Schamgegend und Kreuz (gehörig) abreiben, recht lange im zu warmen Bade verweilen, (hinterher) noch ein Sitzbad[1]) in einer Abkochung von Bockshorn, wilder Malve und Beifuss nehmen und sich mit altem Oele salben, allein oder mit Rautensaft und Honig gemischt.

Wenn (trotzdem) alles so bleibt, soll sie die Unterbauch- und Lendengegend mit feinem Mehl aus Lupinen, mit Rindergalle vermischt, bestreichen und ähnliche Umschläge anwenden, als da sind: Saubrod, Eselskürbis, Beifuss je 5 Drachmen, Wermuth, Lorbeer, je 10 Drachmen, Natron 8 Dr., wilde Gurkenwurzel 5 Dr., Allheilkraut 1 Dr., bittere Lupinen, Schöllkrautwurzel, Levkoiensamen oder -wurzel je 6 Dr., Alkannaöl soviel erforderlich um ein Pflaster (Umschlag) zu formen als Heilmittel. Man erwärme (bähe) nun das Hypogastrium durch Beifussabkochung und lege (den Umschlag) auf. Wenn dann der Umschlag am Kreuz liegt, so lasse man trockene Feigen mit Natron oder etwas ähnliches in die Scheide legen und tüchtig mit Cedernharz, mit altem Oele vermischt, einreiben. — Ein einfaches bewährtes Mittel ist aber auch folgendes: Man zerkleinere gekochte Cypressenblätter und lege sie nach einem Bade kurz vor dem Beischlaf auf den Leib der Frau; dann soll sie die ganze Nacht auf dem Rücken liegen bleiben. Oder: Man mache ein Zäpfchen aus Allheilkraut und lege es ein; oder verbrenne Knoblauchschalen und Männerhaare überm Feuer und räuchere damit.

Wenn aber trotz alledem das Sperma nicht wieder entfernt wird, muss man zu noch drastischeren Abtreibungsmitteln greifen, doch nicht so aufs Geradewohl; denn die Fruchtabtreibung überhaupt ist gefährlich, zumal wenn die Frau von kräftiger Constitution ist und einen recht derben und festen Uterus hat. Deshalb muss man auch besonders den zweiten und vierten Monat zu vermeiden suchen; denn die Schwangeren sind irgend einem Naturgesetze entsprechend in den geraden Monaten missvergnügt und träge und neigen meistens sehr dazu, krank zu werden; dagegen ist für die Abtreibung nur ein Zeitpunkt, der

---

[1]) Ueber Sitzbäder s. d. Anm. b. L. (8) S. 101.

dritte Monat geeignet, kein früherer und kein später Termin.
Wer aber sich die Frucht abtreiben will, der muss einige Tage
vorher wenig Nahrung zu sich nehmen (fasten), reichlich Bäder
anwenden und erweichende Tampons und sich des Weines enthalten; darnach zur Ader lassen und reichlich Blut abzapfen;
denn eine Schwangere, die ordentlich zur Ader gelassen ist,
abortirt sicher, sagt Hippokrates[1]). Dann lasse man sie 2
oder 3 Tage warten, und wenn sie dann nach der Mahlzeit er-
bricht, soll sie nüchtern einnehmen: Blätter vom (weiblichen)
Bingelkraut, gekocht und mit Oel und Brühe zubereitet; den
Brei soll sie langsam zu sich nehmen. Ferner soll sie trinken:
Baumschwamm mit Honigwasser (Meth) oder Levkojensamen
eine Drachme, oder Beifuss, Bergminze, Enzian oder Bibergeil
je eine Drachme, oder Räucherwerk aus Ammonia, Myrrhen,
Lorbeer mit Meth, oder Thymianblüthen zehn Dr.; oder man lasse
abgekühlte Rindergalle trinken, von der ein haselnussgrosses
Stück in wohlriechendem Wein verdünnt wird. Dies treibt so-
gar die abgestorbenen Früchte ab.

Wenn nun gar keine Aussicht vorhanden ist, dass die Abtreibung in Folge der Anwendung dieser Mittel gelingt, dann
muss die Frucht auf die weiter unten (Kap. 23) beschriebene
Weise instrumentell entfernt werden. Jedoch muss man noch
vor Anwendung der Tränklein und der direkt auf den Uterus
wirkenden Abtreibungsmittel Niesen herbeizuführen suchen dadurch, dass man der Nase eins von den besonders kräftigen
Niesemitteln zuführt.[2])

Ein sicher keimtödtender Tampon ist folgender: Man
nehme Iris, Galbanumharz, knidische Beeren, Terpentinharz je
eine Drachme mit gleichen Mengen von Lilien-, Rosen- und
Alkannaöl, lasse ein daraus geformtes Zäpfchen nach dem Bade
einführen und die ganze Nacht hindurch darin behalten; am
andern Morgen soll die Frau ein Sitzbad in einer Abkochung
von Bockshorn und Beifuss nehmen. Wenn dies keinen Erfolg

---

[1]) Aphorism. V, 31. s. Fuchs, (15). I. p. 112.

[2]) Vergl. Ploss-Bartels, Das Weib in der Natur- und Völkerkunde
Bd. I, Abth. 2, Kap. XIX und Kap. XXX.

hat, soll man nach dem Bade noch einen Tampon einlegen, der aus Levkojensamen, Natron und Wermuth mit Wein besteht.

Oder ferner: Man nehme Rautenblätter, Myrrhen und Lorbeer je 2 Drachmen, forme mit Wein ein Zäpfchen daraus und lege es ein.

Zäpfchen, das ohne Beschwerden dreimonatliche Früchte beseitigt.

Kressesamen, Levkojen, Myrrhen, Wermuth je eine Drachme, mit Wasser zu einem Zäpfchen geformt, lege man nach einem Bade ein und lasse dazu eine Abkochung von Polei trinken.

Noch ein anderes bewährtes Mittel: Man koche beliebig viel Eberraute mit Wasser solange ein, bis es ein Brei wird und drücke die Masse gut aus; dann findet sich darunter eine feuchte, knetbare, honigartige Substanz; diese schmiere man auf Wolle und lasse solchen Tampon einlegen.

Man wende (schliesslich) auch die Hilfsmittel und Vorschriften an, die (Kap. 50) gegen das Ausbleiben der Periode angegeben sind. Man sagt ferner, dass auch Taubenmist, als Räuchermittel verbrannt, abtreibe; ferner sind Körner vom wilden Feigenbaum, in ein Tuch gesammelt, wenn sie von selbst herausspringen, damit sie nicht erst die Erde berühren, ein Abortivum, das man sich umhängen muss.

Kapitel 19.

Vorzeichen des Aborts (nach Aspasia).

Der beginnenden Ausstossung der Frucht geht der Abgang einer anfangs wässerigen, dann eiterartigen Masse voran; oder es tritt ein mit Blut untermischter Ausfluss auf, der wie Spülwasser von Fleisch aussieht; sobald aber die Lösung begonnen hat, geht reines Blut und schliesslich Gerinsel ab. Erst dann tritt die Ausstossung der Frucht selbst ein, die entweder ihre typische Gestalt hat oder (noch) unausgebildet ist. Weitere Vorzeichen des Aborts sind bei den meisten Frauen ein Gefühl von Schwere, Schmerzen in Hüften und Kreuz, im Unterleib,

Kopf und in den Augen, Magenkrämpfe, Schüttelfröste, Ohnmachten, Fieberschauer; bei manchen treten auch Krämpfe auf, Starrkrämpfe oder epileptische (tonische oder klonische). Alles dies tritt meistens nur bei solchen Frauen auf, die in Folge der Anwendung von Medikamenten (artificiell) abortiren, während bei denen, die ohne irgend ein Medikament zu gebrauchen (spontan) abortiren, sich vorher ganz plötzlich, wie (wenigstens) Hippokrates [1]) angiebt, folgende Symptome einstellen: Hagerwerden der Brüste (Abschwellen), Kühlerwerden der Oberschenkel und Gefühl von Schwere in Hüften und Gliedern. Ausserdem überstehen diejenigen einen Abort mit weniger Beschwerden, deren Körper gesunder, deren Unterleib von Natur beschwerdefrei, und deren Geschlechtstheile sehr feucht sind; ferner solche die oft ohne Beschwerden starke Kinder geboren haben, in vorgerücktem Alter stehen, blutarm und nicht fett sind.

Kapitel 20.

Hilfsmittel bei der Ausstossung der abgetriebenen Leibesfrucht.

Wenn die Frucht sich gelöst hat, aber im Collum uteri stecken bleibt, soll man den ganzen Körper, besonders aber die Umgebung des Uterus mit Alkannaöl und geschmolzenem Terpentinharz besprengen und einreiben, und (ebenso) nach der Ausstossung der Frucht die Einreibungen mit Alkannaöl anwenden. Wenn dies aber keinen Erfolg haben sollte, muss man ein Sitzbad in einer Gewürzabkochung und Niesemittel verordnen, und räuchern lassen mit trockenem Harz, Judenharz (Erdharz), Bienenharz, Galbanum und trockenen Flusskrebsen. Dies und anderes derartiges soll man anwenden, wenn noch keine Entzündung eingetreten ist; denn sonst muss man sich auf Sitzbäder beschränken, die Entspannung und Linderung bewirken. Falls aber wegen der Contraktion des (ganzen) Uterus ohne Entzündung die Frucht zurückgehalten wird, soll man getrocknete

---

[1]) cfr. Z. (7), S. 24. Anm. 1.

Schwämme [1]) oder feine Papyrosbaststücke nehmen und anfangs dünnere, später dickere Stücke einlegen, deren Spitzen man mit Allheilkrautsaft oder Allheilkrautwurzel mit Honig oder Terpentinharz bestreicht. Wenn sich aber nach Ausstossung der Frucht das Chorion (die Eihäute) nicht gelöst haben sollte, wäre es ganz unzweckmässig, gewaltsam daran zu zerren und ebenso falsch, etwa die Nabelschnur abzuschneiden; sondern man kann die Nachgeburtstheile (ruhig) zurücklassen; denn die ärgsten Erstickungsanfälle und (andere) Gefahren folgen gleich nach, wenn dies geschieht. Vielmehr muss man, wenn es zu lange dauert, die Nabelschnur abschneiden, sie an den Schenkel der Frau anbinden und mit allen Mitteln den Abgang der Eireste zu erreichen suchen, wie das weiterhin in dem Abschnitt über Embryotomie auseinander gesetzt werden wird. (Kap. 23). —

Kapitel 21.

Abort im 2. und 3. Monat.

Viele Frauen von ganz normaler Körperbeschaffenheit abortiren im zweiten und dritten Monat ohne irgendwie erkennbare Ursache; bei solchen sind die Kotyledonen sehr schleimhaltig und daher nicht im Stande, die Frucht festzuhalten, sondern sie platzen, wie Hippokrates [2]) meint. Solche Frauen soll man daher mit schleimabführenden Mitteln behandeln, sodass man den ganzen Körper reinigt (purgirt). Denn wer vor der Entleerung des ganzen Körpers und der Verhinderung des erwähnten Zustandes gleich von Anfang an eine örtliche Entleerung beabsichtigt, ist ähnlich einem, der Wasser aus einem Brunnen schöpft, dem eine unversiegbare Quelle stets reichlich neues zuführt. Nach der Entleerung des ganzen Körpers muss man auch den Uterus durch schleimabführende Mittel entleeren, wie z. B. durch Tampons, die mit Bittergurke (Koloquinthen)

---

[1]) Im griech. Text steht τοῖς ἐσκελετευμένοις σπόγγοις; da diese „Pressschwämme“ ein bekanntes Dilatationsmittel waren; vergl. cap. 98 u. Kr. (16) S. 979 u. L. (8) S. 171.

[2]) cfr. F. (9). S. 113 u. folgende.

zurecht gemacht werden, wie sie noch weiterhin bei der „Sterilität in Folge von übermässiger Flüssigkeitsansammlung" (Kap. 29) beschrieben werden. Am besten aber ist folgendes Reinigungsklysma zur künstlichen Entfernung des Schleims aus dem Uterus: Man nehme eine gehörig grosse (ansehnliche) Bittergurke, durchbohre die Spitze, entferne allen Samen, ebenso das Mark, fülle sie mit Irisöl und bedecke sie mit dem aus ihr herausgeschnittenen Deckel einen Tag und eine Nacht hindurch; dann lege man die Gurke auf glühende Asche und koche sie recht lange. Dann lasse man das Oel durch ein Stück Zeug laufen („coliren") und besprenge den Uterus mit dem lauwarmen Oele mit Hilfe einer Mutterspritze, ohne etwas davon übrig zu lassen. Dies Mittel macht viele unfruchtbaren Frauen zu fruchtbaren dadurch, dass es aus der Tiefe den für die Empfängnis hinderlichen Schleim glatt entfernt. Ferner ist dabei eine Lebensweise zu wählen, die erwärmt und austrocknet („trockene Diät") mit angemessenen körperlichen Uebungen und Einreibungen; endlich ist jede Erkältung zu vermeiden.

[Für solche Frauen, die entsprechend ihrer physischen Schwäche spontan abortiren, erweist sich als Heilmittel: Gebrannte Landigelhaut, mit Wasser oder Wein zerrührt, sowohl als Salbe auf den Muttermund, als auch als Getränk verordnet.

Auch der Seeigel und lebendig geröstete Miesmuscheln bewirken das gleiche; ebenso Myrthenbeeren mit Wein oder Bimstein oder Lilienöl besprengt. Die Früchte sind mit Absud von Myrthenbeeren, Brombeeren und dergleichen zu überschütten; doch sind sie und die Schwangeren (dabei) vor Schaden zu bewahren, und den Uterus schütze man ebenfalls, damit er nicht vorfällt.

Der Adlerstein[1]), am Bauche getragen, und das im Brode gefundene Weizenkorn, am linken Arme befestigt, und dergleichen Mittel halten die Früchte im Uterus fest. Den sardonischen Stein hülle man in Leinwand und lasse die Schwangere ihn auf dem Leibe tragen bis zum Eintritt der Wehen, dann aber ablegen, solange die Geburt bevorsteht; oder man lasse

---

[1]) Buch 2, Kap. 30 u. f. sind alle diese Sympathiemittel von Aëtios näher beschrieben. Ausserdem in Val. Rose (17), Damigeron de lapidibus.

sie den Stein, der sich im Uterus oder im Herzen der Hindin
oder in den Eingeweiden findet, tragen. Denn dieser ist das
beste Hilfsmittel, die Frucht festzuhalten.]

Kapitel 22.
Pathologie der Geburt (Dystokie).

Ursachen
der schweren
Ent-
bindungen. Eine schwere (regelwidrige) Entbindung kann verschiedene
Ursachen haben; denn sie kann zu Stande kommen in Folge
physischer oder psychischer oder allgemeiner Schwäche der
Kreissenden, oder weil diese nicht den rechten Muth hat, oder
in Folge von Kleinheit des Uterus und Enge des Muttermundes.
(Atrophie und Stenose), · wie denn gewöhnlich die zu jungen
Frauen von kleiner Figur einen Uterus besitzen, der ihren übrigen
Körpertheilen entspricht, (also noch zu klein ist). Eine schwere
Geburt kann auch eintreten, wenn der Gebärmutterhals gekrümmt
verläuft, oder wenn unnatürlicher Weise in der Cervix oder am
Orificium uteri eine fleischige Geschwulst entstanden ist, oder
sich (dort) eine Entzündung, ein Abscess oder eine Verhärtung
findet, oder wenn die Fruchtblase zu derb ist und das Kind sie
daher nicht zum Platzen zu bringen vermag, oder wenn die im
Uterus angesammelte Flüssigkeit (das Fruchtwasser) vorzeitig
abgeflossen ist, und deshalb die Geburtswege ohne jede Feuchtigkeit und ganz trocken bleiben, gerade zur Zeit der Niederkunft,
wo diese Flüssigkeit (besonders) nöthig ist, um der Frucht einen
glatten und mühelosen Austritt zu gewähren. Auch kommt eine
schwierige Entbindung zu Stande, wenn die Kreissende einen
Stem in der Harnblase hat und durch den Druck desselben auf
die Cervix die Thätigkeit des Uterus sehr erschwert wird; oder
wenn die Kreissende recht wohlbeleibt und sehr fett ist. Ferner
entstehen Schwierigkeiten bei der Entbindung, wenn die Knochen
der Schamgegend mit einander verwachsen sind (die Symphyse
verknöchert ist), so dass sie nicht im Stande sind, während der
Entbindung auseinander zu weichen [1]; denn bei den Frauen
sind nicht wie bei den Männern diese Schambeine durch eine

---

[1] Vergl. hierzu die Ausführungen Siebolds (2) Bd. I. S. 222 u. 223.

Fuge (fest) verbunden, sondern ein kräftiges Band hält sie
aneinander. Ein Geburtshindernis entsteht auch, wenn die Kreuzbeingegend zu stark ausgehöhlt ist [1]) und daher der Uterus bei
Seite geschoben wird, oder durch die Menge der Exkremente,
die sich im Mastdarm oder in der Harnblase befinden. Manche
entbinden auch schwer, weil in Folge ihres vorgerückten Alters
die (nöthige Muskel-) Spannung fehlt (Atonie); wieder andere,
weil sie das erste Mal niederkommen und sich ängstigen und
unerfahren sind und daher den Körper nicht in die gehörige
Lage zu bringen verstehen [oder, weil sie noch nicht das mann-
bare Alter erreicht und die Kräfte der Reife erlangt haben, sondern immer noch kleine Mädchen geblieben sind].

Ausserdem ist die Entbindung erschwert, wenn die ganze
Frucht oder irgend ein Theil derselben hervorragend gross ist,
z. B. Kopf, Brust oder Bauch; oder wenn es sich um Zwillings-
schwangerschaft handelt und beide Früchte dicht gedrängt
(zugleich) durch den Gebärmutterhals austreten (wollen) und so
sich einkeilen; oder wenn die Frucht abgestorben ist und deshalb bei der Entbindung nicht mitwirkt [2]), oder wenn die todte
Frucht ganz aufgeschwollen ist oder (gar) eine widernatürliche
(fehlerhafte) Lage hat.

Denn die (normale) natürliche (regelrechte) Lage der Kinder Kindslagen.
ist die Schädellage mit neben den Schenkeln ausgestreckten Händen, während die Frucht sich in Längsrichtung
befindet. Dagegen bei der regelwidrigen Lage ist der Kopf zur
Seite gebogen („abgewichen") und lehnt sich an die rechte oder

---

[1]) S i e b o l d (2) (Bd. I, S. 223 u. 225 (Anm.) übersetzt „παρὰ [τὸ] κοιλότερον
εἶναι τὸν κατὰ τὴν ὀσφὺν τόπον" nach dem lat. Texte (vergl. m. Einleitung) „ob
nimiam lumborum cavitatem" mit „einwärts gebogener Lendengegend", während
ich eher eine Kyphoskoliose vermuthe; denn: „καὶ παραπιέζειν τὴν μήτραν." —
Weiterhin heisst es: „διὰ τὸ κοίλην ἔχειν τὴν ὀσφύν".
Bekanntlich hat man aus dieser Stelle beweisen wollen, dass schon die
Alten das e n g e B e c k e n gekannt haben. Vergl. S i e b o l d s Anm. und
F a s s b e n d e r, S. 128 u. 145. Anm., ferner M i c h a e l i s, D. enge Becken,
2. Aufl. 1865, S. 4 u. 5, — und besonders das cap. 16 (D y s t o k i a) bei
S o r a n o s. L. (8), S. 131—137 u. H u b e r s Anm. — L. übersetzt „Lordose der
Lendenwirbel" S. Anm. S. 137.

[2]) S. a. F. (9). S. 126.

linke Seite des Uterus; die eine Hand ist draussen, oder beide fallen vor, während die Beine drinnen gespreizt sind [1]).

Von den übrigen Lagen ist ziemlich günstig die Fusslage, zumal wenn die Frucht gerade liegt mit neben den Beinen ausgestreckten Händen. Die Früchte jedoch, welche entweder einen ihrer Füsse etwas herausstrecken, während sie den andern drinnen behalten, oder gedoppelt sind, oder sich auf irgend einen Theil des Uterus stützen, bedürfen der Geradrichtung („Lageverbesserung"); auch die, welche ihre Hände weit ausgebreitet halten. Von den übrigen Lagen ist (sonst noch) ziemlich günstig die Schieflage („Querlage"); denn es giebt drei schräge Lagen, nämlich nach beiden Seiten und nach dem Bauche hin. Günstiger ist die seitliche (Querlage); denn sie bietet der Hand der Hebamme Gelegenheit zur Lageverbesserung („Wendung"), sei es auf den Kopf, sei es auf die Füsse. Die gedoppelten Früchte haben die schlechteste von allen Lagen und besonders die, welche auf den Hüften ihren Stützpunkt haben („Steisslagen"). Denn diese gedoppelten (Früchte) können in dreifacher Weise gelagert sein, nämlich so, dass am Muttermund entweder die Beine und der Kopf sich befinden, oder der Bauch, oder der Steiss. Besser aber ist es, dass der Bauch sich gegen den Muttermund erstrecke; denn wenn man den Bauch spaltet und die Eingeweide ausräumt, wird durch das Zusammenfallen des Körpers die Wendung sehr leicht.

[Ferner kann ein Geburtshindernis dadurch entstehen, dass das Chorion in Folge seiner Dicke nicht abreisst.].

Weiterhin können äussere Ursachen die Niederkunft erschweren, so wenn im kalten Winter sich die Poren verstopfen, oder im heissen Sommer sich zu weit öffnen.

Alles dies soll der Arzt von der Hebamme bei der Kreissenden (erst) erfragen und nicht gleich so ohne Weiteres zum Messer greifen; allerdings soll er auch keineswegs der Hebamme erlauben, den Uterus (weiter) zu zerreissen [2]).

Therapie.

---

[1]) Gr. Text: τὰ δὲ σκέλη ἔνδον ἑστήκασιν ἐπ’ἀλλήλων oder ἐπεστήκασιν ἀπ’ἀ. Siebold (2) übersetzt: „unter sich verschränkte Unterextremitäten", trotz des lateinischen Textes: „et crura intus inter se diducuntur." — (Cornarius (6). S. 966).

[2]) S. a. Siebold l. c. S. 224.

Wenn nun die Kreissende eine stark gekrümmte Lenden-
wirbelsäule hat und dadurch die Niederkunft erschwert wird,
muss man sie niederknien lassen, damit sich der Uterus nach
der Oberbauchgegend wende und dadurch in eine gerade Richtung
mit der Cervix gebracht werde. — In ähnlicher Weise soll man
auch die sehr fettreichen und wohlbeleibten Kreissenden behandeln.

Wenn der Muttermund aber geschlossen ist, muss man ihn
durch (fette) Salben zu erweichen und aufzulockern suchen [1]).
Ist aber ein Stein die Ursache der Geburtsverzögerung, so soll
man ihn mit einem Katheter aus dem Blasenhals durch Stossen
entfernen. Wenn die Blase mit Harn gefüllt ist, muss man den
Urin ebenso durch den Katheter fortschaffen; auch wenn im
Mastdarm Kothmassen sich befinden, ist er durch ein Klystier
zu entleeren. Sollten aber Frauen in Folge von Entzündungen,
Abscessen, Oedemen, harten Neubildungen, Verhärtungen oder
irgend etwas ähnlichem Schwierigkeiten bei der Entbindung
haben, so muss man die (einzelnen) lästigen Krankheitszustände
fürsorglich behandeln.

Wenn gar eine muskulöse Verwachsung an der Cervix uteri
besteht, oder ein membranöser Verschluss, wie bei Frauen, die
keine Oeffnung haben (Atresia vaginae), muss man die Hindernisse beseitigen. Ebenso muss man die Blase sprengen, wenn
die Eihaut zu fest ist, um von selbst zu zerreissen.

Wenn aber („die Blase vorzeitig springt") die Eihaut, welche
das Fruchtwasser umgiebt, vor dem rechten Augenblicke zer-
reisst, die angesammelten Flüssigkeiten daher ausgeschieden
werden („vorzeitiger Wasserabfluss") und die Geburtstheile gar
zu trocken bleiben, muss man sie benetzen mit Eigelb mit einer
Abkochung von Malve oder Bockshorn, die durchgeseit („colirt")
ist, oder mit lauwarmem Gerstenschleim.

Wenn die mangelhafte Entwicklung des Uterus das Geburtshindernis ist, muss man die Geburtswege (gut) einölen und erwärmen, den Muttermund mit den Fingern erweitern und die
Frucht gewaltsam herauszuziehen suchen. Wenn dies keinen
Erfolg hat, bleibt nichts übrig, als die Frucht zu zerstückeln.

---

[1]) S. a. Z. (7), S. 29, Anm. ·1.

Dasselbe Verfahren muss man auch einschlagen, wenn die Frucht gross ist, und besonders wenn sie todt ist. Ob sie abgestorben ist, kann man daraus erkennen', dass die Frucht bei der Berührung sich kalt anfühlt und unbeweglich bleibt. Sind zwei und drei Früchte vorhanden, und drängen sie sich keilartig in der Cervix uteri zusammen, dann ist es zweckmässig, erst die anderen nach oben in das Cavum uteri zu schieben und dann die· (vorliegende) handgerechtere Frucht hervorzuziehen. Wenn jedoch durch die Grösse des Kopfes oder der Brust oder des Bauches das Geburtshindernis gebildet wird, ist es dringend nothwendig, die Frucht zu zerstückeln. [Die beste Zeit, die Kreissende auf den Geburtsstuhl zu bringen, ist dann, wenn der Muttermund weit geöffnet ist und dem Finger das, was vorher zerreissen soll, sich entgegenstellt und hervordringt („die Blase sich stellt".)]

Kapitel 23.

Embryulkie und Embryotomie (Herausziehen und Zerstückeln des Kindes) (nach Philumenos).[1])

Bei diesen Eingriffen ist es zunächst dringend erforderlich, dass der Arzt vorher untersuche, ob sie Genesung versprechend seien oder nicht; ferner ob er die Behandlung übernehmen oder (lieber) aufgeben (ablehnen) solle.

Diejenigen Kreissenden nun, die auf den Tod daliegen, befinden sich in einem schlafsüchtigen Zustand und fiebern stark und sind fast sprachlos, und falls sie angerufen werden, antworten sie nur schwach und schlafen (gleich) wieder ein. Manche ziehen sich auch zuckend zusammen (haben Krämpfe) oder zittern; dabei ist der Puls sehr häufig und sehr schwach wahrnehmbar („P. frequens et parvus")[2]).

Diejenigen dagegen, die Aussicht haben, am Leben zu bleiben, haben nichts derartiges zu leiden.

---

[1]) S. Wellmann (4). S. 118 u. S. 129 über Philumenos. Zum Thema vergl. Goerlitz (13). S. 35 u. Pinoff (12). S. 50.

[2]) Vergl. Siebold, I. S. 227 u. f, L. (Soranos), Kap. 18. S. 137—141.

Man soll nun die Kreissende rücklings mit tiefer liegendem Kopfe aufs Bett legen. Die Beine sollen in die Höhe gehoben, auseinandergespreizt und gebeugt (angezogen), von beiden Seiten her durch erfahrene und kräftige Frauen festgehalten werden[1]. Vorher gebe man der Patientin wegen der (drohenden) Ohnmacht 2 oder 3 in Wein getauchte Bissen (zu essen); während der Operation soll man das Gesicht fleissig mit Wein besprengen.

Der Operateur soll nun zunächst mit Hilfe des Speculum zu ermitteln suchen, was für ein Grund für die Verzögerung der Geburt vorliegt, ob z. B. Feigwarzen oder schwielige Auswüchse oder irgend ein anderes von den oben erwähnten Hindernissen. Diese muss er dann mit dem Haken fixieren und dann mit dem Polypenmesser[2] entfernen, wie das weiterhin näher erklärt werden soll. Falls aber der Muttermund durch eine Membran versperrt ist, muss man diese spalten, wie das weiter unten in dem Abschnitt über Atresia auseinandergesetzt werden wird (s. Kap. 99). Wenn ferner die Fruchtblase (zu) derb ist, ziehe man sie mit dem Haken, wenn möglich, vor und zerschneide sie mit einem gekrümmten kleinen Messer oder einem ähnlichen (Instrumente); wenn dann die Eihäute zerrissen sind, erweitere man mit den Fingern und schaffe hinreichenden Platz für den Austritt der Frucht. Sollte sich der Kopf des Kindes eingekeilt haben, so muss man auf die Füsse wenden und es so ans Licht ziehen. Steht der Kopf aber so fest (tief) im Becken, dass man nicht im Stande ist, ihn wieder in die Höhe zurückzustossen, so bleibt nichts anderes übrig, als unter bohrenden Bewegungen die Krümmung des Entbindungshakens in ein Auge oder in den Mund oder unter das Kinn der Frucht zu bringen und sie damit herauszuziehen.

Die Einführung des Hakens geschieht mit der rechten Hand, wobei die Finger der linken Hand seine Krümmung decken; er muss langsam und vorsichtig eingeführt und unter bohrenden Bewegungen an den bezeichneten Stellen eingesetzt werden, bis man ins Hohle trifft; auf der entgegengesetzten Seite muss noch ein zweiter Haken eingesetzt werden, damit das Anziehen

----

[1] Vergl. die genaue Beschreibung bei Soranos. L. (8), cap. 20 S. 49.

[2] Näheres über die Instrumente findet man bei Gurlt (25) I. Tafel II und in dem von Kleinwaechter (20) übersetzten Werke von Jenks.

gleichmässig und ohne nach der einen oder anderen Seite abzu-
weichen, vor sich gehe, und weil es auch sicherer ist als mit
einem, wenn das eine Instrument beim Ziehen abrutscht oder
ausreisst. Ferner darf man in gleicher Weise nicht nur bei
Geradlagen, sondern auch bei Schieflagen ziehen, und dabei den
gut eingefetteten Finger zwischen Muttermund und eingetretenem
(„vorliegendem") Kindstheil einführen und im Kreise, gleichsam
ringsherum abhäutend, herumführen. Ist dann die Frucht zur
Hälfte extrahiert, kann man den ersten Haken nach und nach
in die darüber liegenden Theile einsetzen und abwechselnd ziehen.
Wenn aber der Schädel, sei es von Natur, sei es in Folge
von Wasseransammlung („Hydrokephalie") übermässig gross
ist, muss man ihn mit dem Polypenmesser oder mit dem gewöhnlichen Skalpell spalten und dann, wenn er zusammenfällt,
daran ziehen. Wenn er so aber nicht folgt, muss man auch
noch das Schädeldach zerquetschen und die Knochen mit den
Fingern herausholen. Sollten dabei einige von den Knochen
hervorragen, so wird man sie erst mit der Knochen- oder Wurzel-
zange hervorziehen und dann erst den Zughaken einsetzen und
das Kind extrahieren. Falls dann nach Entwickelung des Kopfes
sich der Thorax einklemmt, muss man das grosse oder das
(lange) Polypenmesser, zwischen zwei Fingern gedeckt, tief einführen und die Schlüsselbeingegend spalten [1]), damit nach Entleerung der Flüssigkeitsmenge sich der Rumpf verkleinere, und
dann auch die Brust zerschneiden. Wenn ferner nach der Entwickelung des Thorax der Leib des Kindes aufgetrieben
ist, wie z. B. bei abgestorbener Frucht durch Gase und bei
wassersüchtiger durch Flüssigkeit, wird man genau ebenso verfahren und erst die Leibeshöhle mit dem Messer eröffnen und
dann die Eingeweide entfernen.

In den Fällen, in welchen eine Hand (in die Scheide)
vorgefallen ist, wird man den Arm im Schultergelenk abzu-
tragen suchen; dazu muss man ein Stück Zeug um die vorgefallene Hand legen und ziemlich stark ziehen, damit das
Schultergelenk sichtbar wird, dann die Schamlippen mit den

---

[1]) Die neuerdings von von Herff, Strassmann u. a. wieder empfohlene
Kleidotomie hat Aëtios also auch schon gekannt. S. Encyklopädie (22).

Fingern auseinander halten (lassen) und das Gelenk mit dem
Messer auslösen; schliesslich die linke Hand einführen, den Kopf
gerade richten und dann das Kind entwickeln. Wenn aber beide
(Hände) vorfallen, soll man sie beide abschneiden, dann den
Kopf zusammenquetschen und so extrahieren.

Bei Fusslagen wird die Seitwärtsbiegung (Abweichung)
durch Geraderichten (Strecken) gegen den Muttermund hin leicht
ausgeglichen; wenn dann der Bauch sich einklemmt, muss man
mit Hilfe eines Handtuchs ziemlich stark an den Schenkeln
ziehen, damit die Schamgegend und der Bauch sichtbar werden;
dann diesen, der ja weich ist, eröffnen und die Därme und die
übrigen Eingeweide entfernen. Falls das eine Bein in die
Scheide vorfällt, soll man mit Hilfe eines Tuches kräftig daran
ziehen und nach Spreizung der Schamlippen das Bein in der
Leistenbeuge abtragen.

Wenn jedoch die Frucht in gedoppelter Lage (con-
duplicato corpore) eingetreten ist, ist es unmöglich, eine
Lageverbesserung herzustellen. Falls das Köpfchen ziemlich
handgerecht liegt, kann man, ohne die Haut zu spalten, die
Knochen zusammenquetschen, dann an irgend einer Stelle den
Haken einstechen und damit an dem Köpfchen ziehen; dabei
die Schenkel in die Höhe drängen und auf diese Weise die
Frucht herausziehen.

Wenn aber die Beine mehr handgerecht liegen, soll man
sie im Hüftgelenk abtragen und so in die Höhe bringen, dass
der Kopf bei geschickter Behandlung leicht zu zerquetschen
bleibt. Ist jedoch die Einkeilung bei der gedoppelten Lage
ganz besonders fest, weil die Füsse weiter vorgefallen sind, so
bleibt nichts anderes übrig, als den Kopf in der Gelenkver-
bindung mit der Wirbelsäule abzuschneiden, und so unter Hin- Decapita-
aufschieben des Rumpfes an den Füssen zu extrahieren. Wenn   tion.
dann nach Entfernung der übrigen Körpertheile das Köpfchen
sich wieder zurückzieht und drinnen festgehalten wird, muss
man die linke Hand, mit Oel eingefettet, in das Cavum uteri
einführen, den Kopf mit den Fingern zu fassen und zu drehen
suchen und gegen den Muttermund hin herabziehen, dann mit
der Hand festhalten, ein oder zwei Haken fest einsetzen und
ihn damit herausziehen. — Die (bei der Perforation) für das

Einsetzen des Hakens geeigneten Stellen sind bei
Schädellage: die Augen, die Gehörgänge, der Mund und die
Gegend unter dem Kinn, ferner Achseln, Schlüsselbeingruben
und Zwerchfell; bei Fusslage: die Schambeine, ferner die Ge-
lenkverbindungen an den Rippen, sowohl mit dem Brustbein,
wie mit der Wirbelsäule, endlich die Kehle und der Mund.

Bei entzündlicher Schwellung des Muttermundes
darf man keine Gewalt anwenden, sondern reichliche, lindernde
Eingiessungen, Sitzbäder, feuchte Umschläge und dergleichen,
damit, wenn sich die Entzündung etwas gelegt und der Muttermund erweitert hat, die Frucht, wie vorher beschrieben, entwickelt werde. Nach der Embryotomie empfiehlt es sich
sehr, alle Gliedmassen der Frucht zu sammeln und genau nach-
zusehen, ob alles vorhanden ist, und ob nichts im Uterus
zurückblieb. Dann soll man auch gleich die Nachgeburt entfernen.

Kapitel 24.

Entfernung der Nachgeburt (nach Philumenos).

Das Chorion wird auch Secunda genannt, [weil es gleichsam ein zweiter Aufenthaltsort neben dem Uterus und eine
Hülle für die Frucht ist.] Bei festsitzenden Eihäuten findet
sich der Muttermund manchmal geschlossen, manchmal geöffnet,
und oft entzündlich geschwollen, oft ohne jede Entzündung.
Die Nachgeburt selbst ist bald von der Verwachsung mit dem
Fundus uteri gelöst, bald ist sie noch mit ihm verwachsen.
Ist nun der Muttermund geöffnet, die Placenta gelöst und liegt
in irgend einem Theile des Uterus kugelartig zusammengeballt,
so ist die Behandlung sehr leicht. Denn man muss die
linke Hand erwärmt und eingefettet in die Höhle einführen und
die Nachgeburt möglichst vollständig entfernen. Wenn sie aber
noch am Fundus uteri festsitzt, soll man in ähnlicher Weise die
erwärmte und eingeölte Hand einführen und die Placenta er-
greifen, aber nicht gleich in gerader Richtung daran ziehen,
weil sonst zu befürchten wäre, dass der Uterus vorfällt, (inver-
tiert wird); sondern ohne grosse Gewalt, und wie am Zügel, soll

man zuerst in querer Richtung daran (hin und her) ziehen, indem man sie hier und dort ringsherum ablöst; dann kann man auch etwas stärker nach unten ziehen; denn mit dieser Methode hat man Erfolg und vermag die Verwachsung zu lösen.

Findet sich aber der Muttermund geschlossen, so muss man Eingiessungen machen und versuchen, ihn mit den Fingern der linken Hand recht sachte zu öffnen und ein wenig zu erweitern. Wenn dies keinen Erfolg hat, bringe man die Frau (wieder) ins Bett, lege ihr einen Umschlag um den Unterleib und wiederhole die Eingiessungen und mache von oben (aussen) her Einreibungen und warme Umschläge. Ist die Patientin noch recht bei Kräften, so ist der günstige Augenblick gekommen, versuchsweise der Nase Niesemittel zuzuführen, die aus [gleichen Theilen] Bibergeil und Pfeffer bestehen, und eines von den Getränken zu verabreichen, die im Stande sind, die Regel herbeizuführen (Emenagoga), von denen später die Rede sein wird. (Kap. 53 und folgd.) Alles dies soll man einen oder zwei Tage lang anwenden lassen. Ferner lasse man eine Räucherung[1]) vornehmen mit Hilfe eines Topfes, in dem sich Abkochungen von Gewürzen befinden, wie z. B. Kassia, Narde, Mastix, Beifuss, Iris, Sabina, Bergminze, Polei und dergleichen. Dabei werde der Topf unter den Stuhl gestellt, auf dem die Frau sitzt, die von allen Seiten her mit Gewändern bedeckt wird. Nach einiger Zeit untersuche man; und wenn sich der Muttermund nun erweitert zeigt, soll man mit der Hand eingehen und die Nachgeburt in der oben angegebenen Weise zu entfernen suchen. Wenn man damit aber auch keinen Erfolg hat, soll man ja nicht daran (lange) zerren; denn nach wenigen Tagen fällt sie, verfault und in Eitermassen aufgelöst, (von selbst) heraus. Verbreitet sie dann aber einen solchen Gestank, dass der Kopf benommen und der Magen verdorben wird, so muss man (schleunigst auf darunter gestelltem Feuer) reichlich wohlriechendes Räucherwerk verbrennen, mit dem man auch im Stande ist, derartigen Ausdünstungen zu wehren, [und (jedenfalls) die Placenta fortschaffen].

In solchen Fällen haben sich (recht) bewährt: Kardamom, getrocknete Feigen, passend geräuchert, Weinpalmenharz mit

---

[1]) Ueber diese Fumigationen vergl. Kleinwächter (20), S. 49.

Sabina, und Weihrauch mit Styrax, und aromatischer Onyx und Gummiharz; dazu eine Drachme Bibergeil mit der gleichen Menge Polei in Honigmischung; ferner auch die einfacheren Emenagoga, [sowohl Beifussdekokt, wie Lorbeerdekokt mit Honig. Dazu soll man Myrrhen und Saubrot, mit wohlriechender Salbe gemischt, einlegen. Wenn ferner eine getrocknete, zerriebene und mit Wein zurechtgemachte Schaf- oder Ziegenplacenta, entweder mit Salbe als Tampon eingelegt oder auch allein einfach umgehängt wird, giebt der Uterus ohne Beschwerden, was er festhält, heraus.

Noch ein anderes Recept: Rosinen, Kümmel, Gummi, Terpentinharz, Mauersalz, je 10 Drachmen mit Honig (geknetet), lege man ein oder lasse es einnehmen; ferner verordne man ein Sitzbad in einer Abkochung von Beifuss, Lorbeer oder Anis, und Kamillen.]

Kapitel 25.

Nachbehandlung bei der Embryotomie (nach Aspasia).

Wochen-
bettspflege. Ist die Nachgeburt entfernt, sei es gleich nach der Extraction des Kindes, sei es erst später, und ist nichts überflüssiges im Uterus zurückgeblieben, dann soll man die Beine zusammenbinden (schliessen lassen), damit die auseinandergerissenen Geburtstheile sich wieder vereinigen können.[1] Waren diese (vorher) genügend gereinigt, so braucht man (jetzt) nur (noch) die (äusseren) Geschlechtstheile mit einer Abkochung von Malven und Bockshorn abzuspülen und mit warmem Oele einzusalben, ebenso die Scham- und die Kreuzbeingegend mit derartigem Oele einzufetten, ferner reichlich mit zarter, mit warmem Oele benetzter Watte zu bedecken.

Die Kost sei leicht verdaulich[2]), und man sei bedacht, nur Wasser trinken zu lassen. Bei Verstopfung soll man ein Sitzbad in einer Abkochung von Bockshorn, Beifuss, Althäa und Polei verordnen, und in genügender Menge Polei- und Bocks-

---

[1]) Nach meiner Ansicht geht aus dieser Stelle hervor, dass Aëtios die Dammrisse kannte, die weder Hippokrates noch Soranos erwähnen.

[2]) Gr. τροφαὶ ῥοφηματώδεις eigentlich schlürfbar, d. h. flüssige Diät, bezw. leichte, breiige Kost.

hornthee trinken lassen. Bei Durchfall mache man dement-
sprechend zusammenziehende feuchte Umschläge und Sitzbäder,
lasse den Leib mit einer langen Binde wickeln und verordne
eine herbe Kost. Bei Entzündung wende man alle vorhandenen
Heilmittel an, ebenso bei Blutsturz, wie in dem Abschnitt über
Blutungen aus dem Uterus beschrieben wird (Kap. 63). Tritt
nichts derartiges auf, so genügt es, die Geschlechtstheile, wie
den Hals und den Kopf einzusalben und warm zu halten.

Kapitel 26.

Ursachen der Sterilität bei Mann und Weib, Behandlung derselben, und Zeichen der Empfängnis.

Der Grund der Sterilität kann auf Seiten des Mannes wie
auf Seiten der Frau liegen, oder auch auf beiden Seiten. Seitens
des Mannes kann die Ursache die sein, dass das Sperma
zu sehr erwärmt (heiss) und gleichsam gedörrt ejaculiert wird;
oder dass es zu kalt, oder dünn und wässerig, schwach und
kraftlos ist, wie es (nur) ganz alte Männer ausscheiden; oder
dass das Sperma übermässig dick ist. Ferner kann der Grund
darin liegen, dass es sich um Männer handelt, die an Hypospadie
leiden, oder dass sie sehr kleine Membra haben und daher nicht
im Stande sind, ihr Sperma in das Innere des Uterus zu ejacu-
lieren. Das tritt auch bei besonders fetten Männern ein, welche
einen umfangreichen Bauch haben und dadurch unmöglich machen,
dass das ausgespritzte Sperma ganz hinein in den Uterus gelangt.

Auf Seite der Frau wird die Empfängnis da-
durch verhindert, dass der Uterus warm und feurig ist, oder
kalt und feucht, oder sehr trocken und dürr, oder sehr fett und
fleischig, oder mager, schlank und schwach, oder eng und klein;
oder dass die Gefässe im Uterus geschlossen sind oder verstopft
oder durch eine Narbe verengt sind; oder dass Membranen mit
dem Muttermund verwachsen sind und daher die Frauen keine
Oeffnung haben und die Cervix uteri gekrümmt verläuft, oder
der Muttermund geschlossen oder zu weit geöffnet ist; oder dass
irgend ein anderes Leiden, wie sie der Reihe nach später zu
besprechen sein werden, in der Umgebung des Uterus vorhanden

ist. — Ein Hindernis für die Empfängnis könnte auch der erzwungene und wider den Willen der Frau vollzogene Beischlaf sein. Denn (nur) die Liebe vereinigt die Samen; und deshalb sind die Umarmungen aus Liebe fast immer solche, denen bald Schwangerschaft folgt. Auch das Lebensalter kann, sei es wegen zu grosser Jugend, sei es wegen zu weit vorgeschrittenen Alters ein Grund für die Sterilität sein. Deshalb ist es in der Ordnung, dass die im Beginn der Mannbarkeit stehenden nicht gleich coitieren, sondern der Mann erst mit 30 Jahren, die Frau erst mit 18. — In den meisten Fällen ist die Sterilität verschuldet durch die ungeeignete körperliche Entwicklung der Frau. Ein fruchtbares Weib muss nämlich folgendermassen beschaffen sein: Ihr Wuchs sei angemessen, Hüften und Unterbauchgegend recht breit, die Hinterbacken hervorstehend, der Leib schön gewölbt, der Oberkörper schmal und die Brüste recht gut entwickelt. Frauen, die so beschaffen sind, werden rasch (leicht) schwanger, während die, die alles anders haben, viel öfter kinderlos sind.

Ausser den vorher erwähnten Ursachen giebt es wohl noch manchen nicht erwähnten Grund für die Sterilität; die wichtigen Ursachen sind eben die angeführten.

Diejenigen Männer nun, welche durch ihren schlechten Lebenswandel ihr Sperma verderben, werden, wenn sie sich eines durch Aenderung ihrer Lebensweise gesünderen und geordneten Lebenswandels befleissigen, fruchtbares Sperma producieren. Ferner werden solche Männer, die misshellig (ohne Einklang) bei ihrer (eigenen) Frau schlafen, wenn sie andre Weiber nehmen, zeugungsfähig werden; ebenso die mit Hypospadie, wenn sie operiert wurden, und die Gonorrhoischen, wenn sie behandelt wurden. (cfr. Kap. 69). Dagegen sind diejenigen unheilbar, bei denen die Ausführungsgänge für das Sperma verstopft sind, wie es manchen geht, bei denen der Steinschnitt gemacht ist.

In ähnlicher Weise sondern (weder) die einem Eunuchen ähnlichen Männer Sperma ab, noch diejenigen, deren Ausführungsgänge verengt sind.

Wenn nun (alles) andere in Ordnung ist, sowohl bei der Frau wie beim Mann, und weder das Lebensalter, noch die Constitution, noch irgend ein (krankhafter) Zustand der Geschlechtsorgane hinderlich ist, soll man der Frau eine Lebensweise vorschreiben, bei der sie weder übermässig arbeitet, noch (ganz) unthätig ist. Denn die Unthätigkeit erregt überflüssige Säfte, während übermässige Anstrengung die Periode unterdrückt und das Blut austrocknet. Ferner soll man ihr Bäder verordnen, aber weder zu lange dauernde noch zu viele; Speise und Trank muss recht leicht verdaulich und dem Magen nicht unzuträglich sein. Hauptsächlich aber hat man sein Augenmerk darauf zu richten, dass beide jederzeit so leben, dass weder der Frau noch des Mannes Körper fett werde. Denn weder ist ein fetter Mann zur Kinderzeugung geeignet noch eine solche Frau, weil sie erstens überhaupt ihre Genitalien nicht zusammenbringen können, zweitens weil die beleibteren Männer wenig Sperma producieren, und ferner weil die fetten Frauen wenig Blut bei der Menstruation verlieren; denn das meiste ihrer Nahrungsaufnahme wird für das Fett verbraucht. Wie Fettleibige leben sollen, steht schon im vierten Buch in dem Abschnitt über die Entfettung beschrieben. (cfr. Aëtios IV, Kap. 31).

Für die Zeugung ist es ferner vortheilhaft, wenn man von den gewohnten und angenehmen Speisen und Getränken nur die zu sich nimmt, die zur Begattung reizen und Sperma producieren, wie z. B. diejenigen, welche langsam erregen und erwärmen. Den Wein ziehe ich dem Wassertrinken vor; von den Gemüsen bevorzuge ich Salbei, weissen Senf, Malve und dergleichen oft erwähnte. Vor Raute aber, Gartenminze und Pfefferminze muss man mehr als vor allem warnen; denn die Minze ruft zwar reichlich Sperma hervor, aber verdünntes und schwaches, während die Raute es (ganz) verdirbt.

Es gehört sich auch, dass man weiss, dass die günstige Zeit zur Empfängnis nahe dem Eintritt der monatlichen Reinigung liegt. Ferner muss man der Frau, die ziemlich üppig lebt, von der Kost Abzüge machen und eine mässige Diät verordnen, welche mager macht, sie jedoch wohlschmeckende Speisen geniessen lassen; derjenigen aber, die schmale Kost nimmt, soll man etwas zulegen. Doch muss man jeder Kost solche Mittel beimischen, die im Stande sind, die Periode herbeizuführen, z. B. wohlriechende Kräuter wie Gerste, Kerbel, Meerfenchel, Rüben, Fenchel, Eppich, Myrrhenkraut, Spargel und dergleichen. Denn wenn eine Frau ordentlich menstruiert hat, ist Aussicht vorhanden, dass sie concipiert, noch ehe der Uterus sich abkühlt; wenn aber sogar gleich nach dem Beischlaf die Zeichen der Empfängnis auftreten, ist noch mehr Aussicht vorhanden. Als Zeichen der Empfängnis gelten folgende:

Zeichen der
erfolgten
Conception. Der Muttermund ist geschlossen und trocken, und entfernt sich von der Vulva (nach oben). Frauen, die in geburtshilflichen Dingen Bescheid wissen, nehmen auch wohl wahr, dass sich der Uterus gleich nach dem Eintritt des Sperma bewegt; denn er bewegt sich (in der That), wenn er den Samen aufnimmt. Manchen pochen die Weichen, manche haben Magenkrämpfe, und eine Schwäche befällt sie mit einem gewissen Gefühl von Wohlbehagen. Nicht das geringste Zeichen neben den erwähnten ist, wenn die Frau an Harnzwang (Strangurie) leidet; dies ist ganz besonders bei Erstgeschwängerten der Fall, und wenn Schwangerschaft ohne vorherige ordentliche Menstruation eintritt. Allerdings tritt dies Symptom in mässigem Grade auch bei den anderen innerhalb der ersten 7 Tage auf. Nach dem 7. Tage beginnen sehr bald die Zeichen der Kissa (Schwangerschaftsgelüste) (s. Kap. 10), nämlich ein Verlangen nach sauren und salzigen Speisen, Schwindelanfälle, Blässe, sehr tiefer Schlaf. Natürlich verläuft auch die Zeit der Periode schmerzlos[1]). Die männlichen Früchte bewegen sich stärker und lebhafter und mehr in der rechten Seite, die weiblichen umgekehrt.

Soviel über die Prophylaxe; nun wäre anzugeben, wie man jede einzelne Erkrankung, die Sterilität bewirkt, heilen soll.

Kapitel 27.

Symptome und Behandlung des zu kalten (anämischen) Uterus.

Wenn wegen der Abkühlung des Uterus eine Empfängnis nicht zu Stande kommt, soll die Frau durch Leibesübungen, allerlei warme Einpackungen und Schwitzbäder die Wärme wieder zurückrufen. Daher ist es auch nicht unstatthaft, dass sie Bibergeil trinke und (Thee) von wohlriechenden Samen, wie

---

[1]) Vergl. hierzu das Citat aus Hippokrates bei Z. (7) S. 40. Anm. 1.

Kümmel, Anis, Polei und dergleichen, jedes mit Pfeffer gemischt. Noch besser führt sie ab nach folgendem R e c e p t:

Wolfsmilch, Pfeffer, Pastinak, Petersilie, von jedem gleiche Mengen, zerkleinere man und lasse davon im ganzen 2 Drachmen einnehmen. — Dies führt ausgezeichnet ab und erwärmt den Uterus, so dass vielfach schon bei Frauen, die vorher nicht menstruiert waren, die Periode sehr rasch eintrat. Wenn aber nun die Ausleerung nach unten nicht genügt, muss man noch Brechmittel anwenden, wie eine Abkochung von Thymian oder Origanum (Dosten, Bergminze), manchmal sogar gleich nach dem Essen, um damit auf jede Weise (den) Schleim zu entfernen. Nach dem Erbrechen soll man Bibergeil und die oben erwähnten Samen einnehmen. Die uterinen Dampfbäder (Bähungen) sollen so eingerichtet werden, dass die Dämpfe durch ein Rohr, welches in den durchbohrten Deckel des Topfes gesteckt ist, aufsteigen, andrerseits auch durch direkte Bespülung mit dem Dekokt; dazu muss man mit Wasser abkochen Beifuss, Raute, Kümmel, Polei, Alkanna, Kalmus. Man kann auch mit jedem dieser Mittel und mit noch irgend einem anderen, das zu wärmen vermag, (heisse) Umschläge auf den Leib machen. Vortheilhaft ist auch das Pflaster Polyarchion (s. Lib. IX, Kap. 34) und das des Amythaon und anderes derartiges. Ferner soll man Unterleib und Kreuz wiederholt mit Irissalbe, Majoran- und Alkannaöl einreiben und Zäpfchen aus Myrrhen, Raute, Bergminze und Bibergeil einführen. Einige von diesen kann man auch mit stärkeren Mitteln versetzen, z. B. Pfeffer, Salz oder Rindergalle; kräftig wirkt auch der Eselskürbis, aber auch zweckentsprechend. Ferner soll ein Schwitzbad in Honig- oder Seewasser genommen werden, entweder rein oder mit Essig gemischt. Die angegebenen Mittel soll man nur in weiche Watte gehüllt auflegen, damit sie die Haut nicht verletzen und keine Eiterung hervorrufen. Von jedem Mittel muss man aber die übliche Dosis kennen[1]); denn entsprechend der Schwere und Dauer der Krankheit gilt es, die Wirksamkeit der Mittel zu steigern und zu verlängern, oder bei andern abzuschwächen und zu verkürzen.

---

[1]) So übersetze ich etwas frei δῆλον δὲ τὸ ἐφ' ἑκάστου μέτρον auf Grund der nachfolgenden Worte.

Als (ein weiteres) Symptom des zu kalten Uterus gilt das Stocken der Periode; denn in Folge der Dicke (des Blutes) verläuft sie nicht in üblicher Weise. Auch werden dabei Leib, Kreuz und Beine starr und taub. Ich habe (selbst) viele solche Kranke gesehen, die nicht Herr ihrer Glieder waren. Ferner sind die durch und durch Erkälteten auch nicht einmal liebebedürftig, und der Muttermund schmiegt sich (bei ihnen) ziemlich weit oben zusammen.

So muss man bei den Erkältungen verfahren.

Kapitel 28.

Symptome und Behandlung des zu warmen Uterus.

Uebermässige Wärme des Uterus kann man aus folgenden Zeichen diagnosticieren: Der (ganze) übrige Körper ist (ebenfalls) zu warm, die Periode spärlich und schmerzhaft, wodurch die Geschlechtstheile stark gereizt und manchmal wund werden. Das Menstrualblut selbst ist in solchen Fällen ziemlich dunkel und wird in Folge der Reizung unregelmässig ausgeschieden. Solche Frauen sind leicht zum Beischlaf geneigt und am ganzen Körper ziemlich trocken. Diesen Kranken ist flüssige Kost zuträglich; von Gemüsen Lattich, Malven, Melde, Bittergurke, Spinat, Portulak, Gurke und alles, was reichlich Flüssigkeit enthält; ebenso feiner, weisser und reichlich mit Wasser verdünnter Wein, Schlaf, Süsswasserbäder. Auf Kreuz und Leib lege man kühle Umschläge, indem man (z. B.) Saft von Strychnos und Kabelkraut mit Rosenöl vermischt, dann Watte damit tränkt und diese auf die Unterbauchgegend legt. Auch das Bingelkraut, in Salbenform auf Kreuz und Unterbauchgegend gestrichen, ist vortheilhaft bei übermässiger Wärme des Uterus, ebenso Bleiglätte mit Wasser oder Bleiweiss. Jedoch muss man die Grösse der Wirksamkeit bei allen Mitteln genau beachten, damit man nicht übermässige Abkühlung hervorrufe.

Kapitel 29.
Behandlung der Sterilität infolge von Feuchtigkeit des Uterus.

Frauen, die infolge von Feuchtigkeit des Uterus nicht schwanger werden, müssen eine recht trockene Diät beobachten und feste Kost geniessen, fleissig Leibesübungen vornehmen (turnen) und sich einreiben (massieren) lassen, ferner häufig erbrechen, sei es nach der Mahlzeit, sei es nüchtern, der Ausleerung und Entspannung halber. Schmale Kost trocknet auch aus; ferner soll man mehr gebratenes Fleisch essen lassen, zumal von jungen kräftigen Thieren, auch Fische mit hartem Fleisch [1]); dazu weinartige Getränke, recht unvermischt, aber nicht in Menge. Auch Heissluftbäder mag man oft, Dampfbäder selten anwenden. Wer aber (gleich) von Anfang an versucht, dem Uterus Mittel zuzuführen, die (ihn) austrocknen und (die Secretion) unterdrücken, richtet grossen Schaden an; denn die (am Abfluss) gehinderte Materie wendet sich wieder zu den hauptsächlichen Organen zurück. Wird der ganze Körper säftelos, so ist es sicherer, auch dem Uterus die zusammenziehenden und stärkenden Mittel einzuverleiben (Adstringentia und Tonica), wie z. B. ein Dekokt von Meerzwiebel (Scilla), Myrten und Rosen, Brombeerstrauchblätter und Blätter vom weiblichen Polygonum (Equisetum Z.). Das männliche ist mehr einem Feldgras ähnlich, mit seiner rothgelben Blüthe und seinen der Raute ähnlichen Blättern. Der Same unter den Blättern ist klein. Auch dieser kann als Heilmittel wirken, wenn man ihn als Abkochung auf nüchternen Magen verordnet; ebenso wie auch das weibliche Kraut. Es giebt auch noch einige Getränke, die den Frauen zuträglich sind, deren Uterus zuviel Flüssigkeit enthält, nämlich folgende: Geriebene Myrtenrinde mit Rothwein, gestossene süsse Granatapfelschale mit Wein; geröstete pontische Kastanien, mit Wein verrieben. Man wende auch folgenden Umschlag an: Man schneide Flohkraut und mische es mit Palmenmark, das mit Essigwasser eingeweicht ist, und lege dies auf, ebenso verwende man Palmenmark mit kydonischen Aepfeln.

---

[1]) S. d. Anm. bei L. (8), I. S. 70.

Kapitel 30.

Behandlung der Sterilität infolge von Trockenheit des Uterus.

Wenn eine Frau infolge von Trockenheit (des Uterus) nicht concipiert, so ist es ganz klar, dass sie sich einer Diätkur unterziehen muss, die ihr mehr Flüssigkeit zuführt. Denn wenn der ganze Körper feuchter wird, nimmt auch der Uterus mit daran theil.

Kapitel 31.

Behandlung der Sterilität infolge verschiedener anderer krankhafter Zustände, wie Dicke der Säfte, Windsucht, Verschluss des Uterus, Klaffen und Verlagerung des Muttermundes.

Wenn Frauen infolge von Dicke der Säfte nicht schwanger werden, muss man den Saft (genau) untersuchen; und wenn er zu denen gehört, die stark reizen, soll man die Frau dadurch davon befreien, dass man sie Molken trinken lässt, 5 Becher nach und nach. Auch soll sie wohlschmeckende Kost haben und in der Zwischenzeit erbrechen. Schleimige und wässerige Säfte muss man durch vermehrte Thätigkeit, Schwitzkuren und wiederholtes Erbrechen fortzuschaffen suchen; doch wird es (oft) auch genügen, Bibergeil trinken und in heisser Luft Schwitzbäder nehmen zu lassen. Wenn aber Luft (Gase) im Uterus die Conception verhindert, und diese Gase eine Folge schlechter Verdauung sind, soll man zunächst strenge Diät anordnen, dann die bei Blähungen wirksamen Mittel verordnen, wie Raute, Kümmel und die übrigen verwandten Samen, auch die Gewürze, und zwar Zäpfchen daraus einlegen, zumal Raute mit Honig und etwas Natron; auch lasse man heisse Umschläge (Bähungen) mit diesen Mitteln auf den Unterleib machen und Wachssalbe auflegen. Dagegen muss man Bohnen, süsse und überhaupt blähende Speisen vermeiden.

Wenn der Muttermund geschlossen ist, gilt es, ihn zu eröffnen, und zwar kann man Spülungen mit wohlriechenden und erweichenden Mitteln machen lassen und Gänsefett verwenden. Anfangs soll man milde Sitzbäder und Ausspülungen machen mit Abkochungen von Malve, Leinsamen, Bockshorn, wozu man gutes Oel und Honig giesst. Nach den milden Formen geht man dann zu den stärkeren Mitteln über, Beifuss, Berufungskraut, Melisse, Polei, Majoran, zu denen man Irissaft, Alkannaöl und Honig giesst. Als Suppositoria soll man Myrrhe von der Gattung Troglitis, Terpentinharz, Natron, Kassienlorbeer, Fleisch von getrockneten Feigen, Majoransaft und dergleichen verwenden.

In den Fällen, wo der Muttermund mehr als nöthig geöffnet ist (klafft), und in Folge dessen keine Conception eintritt, sind ganz trockne Diät, trockne Hitze und zusammenziehende Medicamente (Adstringentia) als Suppositorien angebracht, unter deren Wirkung sich der klaffende Muttermund schliessen wird. Solche Mittel sind Galläpfelabkochung, Granatäpfel, Scilla, Brombeerwurzel, Myrte und dergleichen.

Die Verlagerung des Muttermundes soll man durch erweichende Schwitzbäder auszugleichen suchen; denn ganz besonders durch Schwitzbäder ist sie leicht zu verbessern; aber man kann auch erweichende Suppositorien anwenden und mit der Sonde und dem Finger die Geradrichtung bewirken. Ganz besonders passt das Poleidekokt für den seitwärts verlagerten Muttermund, ferner Beifuss und Bibergeil, mit Honigmeth getrunken. Im Uebrigen soll man sich der sorgfältigen Behandlung befleissigen, die bei der Lateroflexio uteri besprochen werden soll. (s. Kap. 73.)

Bei den Fällen ferner, in denen Frauen infolge von Anwendung irgend eines (anticonceptionellen) Mittels nicht concipieren, gilt es, zu untersuchen, welcher Art die Wirkung der dazu angewandten Mittel sei, ferner ob infolge krampfhafter Absonderung der Säfte auch das Sperma wieder fortgespült wurde oder durch die Menge der Gase ausgetrieben, oder ob durch die zusammenziehende Wirkung (der Mittel) der Muttermund zugeschnürt wurde und den Eintritt des Samens verhinderte. Die Verkleinerung (Atrophie) muss man durch Bähungen und Sitzbäder zu verbessern suchen, die jedem einzelnen Fall entsprechend zu wählen sind; besonders wenn durch die Zusammenziehung ein

Verschluss sowohl der Kotyledonen als auch des Muttermundes entstanden ist, gilt es, Salben anzuwenden und Schwitzbäder, die im Stande sind, alle Flüssigkeit an sich zu ziehen.

Kapitel 32.

Sterilität infolge von Anwendung der anticonceptionellen Mittel.

Manche der anticonceptionellen Mittel, die eine Füllung der uterinen Gefässe bewirken, machen den Krankheitszustand oft zu einem unheilbaren, da es ja nicht möglich ist, jede Wirkung eines Mittels aufzuheben. Denn manche von den Tränklein rufen Brennen im Unterleib hervor, das bisweilen heilbar ist, wenn Hilfe sofort zur Stelle ist. Denn wie tödtliche Mittel (Gifte) durch Erbrechen oder Ausspülung oder Gegengift (sofort) unschädlich gemacht werden können, während nach längerer Zeit sichere Hilfe zu bringen unmöglich ist, so werden auch die energisch wirkenden anticonceptionellen Mittel, wenn es möglich ist, s o f o r t Hilfe zu bringen, unwirksam, während sie bei längerer Einwirkung tödtlich wirken.

Wie man Geschwüre am Uterus und Entzündungen zu behandeln hat, und wie wildes Fleisch oder Feigwarzen oder Balggeschwülste zu entfernen sind, das wird der Reihe nach an den entsprechenden Stellen auseinandergesetzt werden. Denn mehrmals dasselbe zu beschreiben, ist (doch) überflüssig.

Kapitel 33.

Fürsorge beim Fehlen beunruhigender Symptome.

Wenn kein beunruhigendes Symptom auftritt, weder am (übrigen) Körper noch (speciell) am Uterus, und wenn deshalb der Grund der Empfängnis und Nichtempfängnis unklar bleibt, verordne man: Abführen mit Hilfe von Eselinnenmilch, wohlschmeckende Kost, Schwitzbäder, wohlriechende Räucherungen,

Zäpfchen, die den Muttermund erschliessen und Blut (zum Uterus) herabziehen [1]) und Unterbrechung des geschlechtlichen Umgangs für zwei oder drei Monate.

Kapitel 34.
Tränklein, Zäpfchen, Räucherungen, welche die Empfängnis begünstigen.

Man lasse Bingelkraut(thee) mit Bibergeil und Wermuth zwei bis drei Tage lang zur Zeit des Erscheinens der Periode trinken. Auch folgendes ist ein für die Empfängnis sehr wirksames Tränklein:

Man lasse 2 Drachmen Salmiak und je eine Drachme Schwarzkümmel und Salbei in süssem Weisswein nach dem Aufhören der Periode einnehmen, und erst dann gestatte man geschlechtlichen Verkehr.

Auch den Mann lasse man sich nüchtern halten, wie die Fechter es zu machen pflegen, und ebensolange Zeit keusch leben; auch er muss vorher mit Hilfe von Milch abführen; beide sollen eine Diät beobachten, die gute Säfte verspricht.

Auch sind für solche Frauen, die aus irgend einem räthselhaften Grunde nicht concipieren, und besonders für solche, die in Folge von Schleimanhäufung (im Uterus) nicht schwanger werden, die nachstehenden Zäpfchen passend. Dann mag sich jeder aus den bisher bei jeder (einzelnen) Erkrankung angegebenen und aus diesen (hier) das für jeden (einzelnen) Fall passende Mittel auswählen. . . .

(Hier folgt die genaue Beschreibung von 18 Mitteln; ich gebe nur einzelne Ueberschriften und einige besonders seltsame Vorschriften wieder:)

1. Zäpfchen des Asklepiades [2]), zur Reinigung des Uterus dienend. . . .

2. Ein anderes Reinigungszäpfchen. . . .

Da aber nicht allein derartige Reinigungsmittel des Uterus Empfängnis bewirken, sondern da man auch noch andere gegen Sterilität wirksame Mittel bei den alten (Aerzten) beschrieben

---

[1]) cfr. Oroscius (11), S. 317, Nr. 1136.

[2]) Ueber Asklepiades, s. Wellmann, (4), S. 6, 59, Anm., 211; ferner Pagel (3), I. S. 95, und Gurlt (25) I, S. 329 und 330, sowie Raynaud, De Asclepiade Bithyno medico ac philosopho (Paris 1862).

findet, ist es zweckmässig, auch die Zubereitung dieser Mittel anzugeben. . . .

6. Knabenkrautsamen[1]) und Honig je 2 Drachmen, Galle vom Reh oder Bock, und zwar das zähe bei der Entleerung bis zuletzt in der Blase zurückgebliebene, lasse man als Zäpfchen kurz vor dem Beischlaf anwenden, oder man bestreiche die Eichel damit; oder noch besser: man befeuchte eine Purpurschnecke mit echter Bocksgalle und lege sie 7 Tage lang auf den Nabel der Frau und lasse dann bei zunehmendem Monde den Beischlaf vollziehen.

7. Noch ein anderes Zäpfchen, dessen sich Asklepiades bei den adeligen Damen bediente. . . .

[14. Ein natürliches Amulet: Die Knochen, welche sich im Herzen der Hirsche finden, sollen, am linken Arme getragen, sympathetisch Empfängnis bewirken.

15. Noch ein wirksames und untrügliches Räucherungsmittel, das Conception herbeiführt: Hasenhaare und trockene Raute zerstosse man zusammen, füge erweichtes Wachs hinzu, forme Pastillen (Zeltchen) daraus und verbrenne sie auf Rindermist.

16. Noch ein Hebeammenmittel. . . .

18. Zur willkürlichen Geschlechtsbestimmung: Wenn man, so heisst es, den rechten Fuss mit einer weissen Binde umwickelt und dann den Beischlaf ausübt, wird die Frucht männlich sein; wenn aber den linken Fuss mit einer gefärbten (bunten) Binde, weiblich[2]). Ferner soll Knabenkraut- und Sumpfwurzel auch starke Männer zum Beischlaf reizen und Knaben erzeugen, bei schwächlichen aber das Gegentheil bewirken.]

Kapitel 35.
Mittel gegen das Gerinnen der Milch in den Brüsten.

Gegen das Gerinnen der Milch in den Brüsten bei Wöchnerinnen empfiehlt es sich, die Brüste von älteren und erfahrenen Frauen langsam absaugen zu lassen, und sie mit Alkannaöl mit

---

[1]) τὸ σατύριον, orchis bifolia, e. angebliches Aphrodisiacum. s. Kr. S. 920 u. J. u. S.

[2]) cfr. Galenos, cit. b. Z. (7), S. 50, Anm. 3.

Ei(gelb) und Safran, sowie mit Bockshornsaft[1]) und mit feinem Kümmel, in Wasser gekocht und mit Safran versetzt, zu bestreichen. Gut ist auch folgendes Mittel: 1 Unze Wachs, 1 1/2 Unzen Portulac mit Sesamöl — ein sehr bewährtes Mittel. Auch verhindert bei den Säugenden die Verkäsung der Milch: Weisses Wachs in Pillenform, täglich drei Stück von Erbsengrösse eingenommen.

Soranos[2]) soll die Forderung aufstellen, dass Frauen und Kinder (auch) an schmerzenden Brüsten ruhig weiter saugen sollen; denn, so behauptet er, infolge des Saugens fliesst mehr Stoff (Milch) zu den Brüsten. Gut wirkt auch kimolische Thonerde mit Essig oder Wasser und etwas Rosenöl; ebenso weisser Marmorstaub und weisse Steine, in ähnlicher Weise zu Salbe verarbeitet. Wenn aber die Füllung (der Brust) stärker wird und die Frau davon Druckbeschwerden hat, und Schmerzen empfindet, koche man Linsen in Salzwasser, wasche die Brüste mit dem Dekokt ab, zerreibe die Linsen und lege sie als (Brei-) Umschlag auf. . . .

— — — — — — — — — — — — — —

(Der Rest des Abschnittes enthält nur einige wunderliche Recepte.)

Kapitel 36.

Verhärtung der Brüste und Milchversetzung[3]).

Wenn die Brüste dem Zufluss der Milch entsprechend anschwellen, schwer werden und weh thun, spricht man von Verhärtung; sind sie sehr prall gefüllt und stark gespannt, so spricht man von Milchversetzung; wenn die Milch (gar) verkäst, von Stauung. Hier heisst es nun, gleich von Anfang Behandlung. an Mittel anzuwenden, die allmählich einen Stillstand (der Entzündung) herbeiführen, z. B. einen reinen Schwamm in Essig-

---

1) cfr. Lib. 7. Kap. 17, Hirschberg (5), S. 39.
2) Vergl. περὶ γυναικείων I. cap. 35, L. (8), S. 73.
3) σπαργανῶσις besser wohl σπαργῶσις; bedeutet nach Kr. (16) S. 961: 1. Strotzen, 2. Milchversetzung = Mastodynia polygala und Metatasis lactea. Vergl. hierzu Soranos, Kap. 25, L. (8), I. S. 54 und 55.

wasser getaucht oder Datteln, die mit Brot und Essigwasser zerrieben sind; ferner muss man (die Brüste) allmählich durch Einwickeln zusammendrücken (einen Druckverband anlegen). Wenn man die Milch versiegen lassen will, wende man Alaun und Flohkraut an mit Essig und Koriander, und Feuerstein (Schwefelkies) mit Essig und Rosenöl.

Man sagt, die Brüste verhärten sich, sobald sie nach der Entbindung anfangen, Milch zu spenden und dadurch straffer werden und Schmerzen machen. Hierbei muss man Kleieabkochungen in Essig und Rautendekokt verordnen; wirksam ist auch ein Umschlag von Gartenminze mit Gerstenmehl, . . . ferner Bähungen mit heissem Salzwasser. Letzteres beseitigt auch die Milchstauung; doch soll man auch die früher beschriebenen Wachssalben gegen Milchstauung anwenden.

———

Kapitel 36 a.

Schlechte Beschaffenheit der Milch und deren üble Folgen für die Brüste.

Manchmal führt schlechte Beschaffenheit der Milch an den eigentlichen Gefässen der Brüste Geschwürsbildung herbei, wie ja auch im übrigen schlechte Beschaffenheit der Säfte entsprechende Flüsse (Katarrhe) mit sich bringt. Denn salzige Thränen reizen die Augen, heftige Durchfälle machen die Därme wund. So kann auch sehr oft das Grundleiden durch seine schädlichen Folgeerscheinungen festgestellt werden, und bei einer Wöchnerin, deren Brüste nicht in Ordnung sind, kann durch juckenden Ausschlag, Wasserbläschen und Ausfahren am Munde die sonst versteckte schlechte Beschaffenheit der Milch offenbar werden. Die Geschwürsbildung nun, die hier infolge dessen eintritt, soll man in ähnlicher Weise und mit denselben Hilfsmitteln zur Ausheilung bringen, wie sie für die am ganzen (übrigen) Körper angegeben sind. Die schlechte Beschaffenheit der Milch selbst ist zunächst genau auf ihre Herkunft zu untersuchen. . . . .

(Der Rest dieses Abschnitts, welcher in zweien der von mir benutzten Codices ganz fehlt, im dritten unvollständig wiedergegeben ist, allerdings in der

Ausgabe von Zervòs, der (s. d. zahlreichen Anm.) den Text sehr mühsam herzustellen versucht hat, zum Abdruck gelangte, enthält Angaben über allerlei wunderliche Theorien und Mittel; ich halte den ganzen Abschnitt für ein Einschiebsel späterer Abschreiber.)

Kapitel 37.

Mittel gegen die Entzündung der Brüste (nach Philumenos).

Man reibe Sesam recht klein, mische ihn genügend mit Butter, erwärme ihn mässig und mache damit zweimal täglich Umschläge. Wenn die Entzündung aber länger anhält, soll man das Innere von Brot (Brotkrume), in Wasser getaucht und zerkleinert, auflegen, dann einzelne Blätter von Perdixkraut, sodass vom Kraut ein Theil, vom Brote zwei, und von zartem Wachsbalsam ein und einhalb, zweimal täglich verwendet wird. Dies (Mittel) hilft auch nach dem Durchbruch [des Abscesses] bis zum Ende (der Erkrankung). . . .

Mittel des Juniades gegen alle Entzündungen, besonders aber die Brustentzündung.

Altes Oel 3 *℔*.[1]), Wachs 3 Unzen, Geigenharz, Schweinefett je 1½ *℔*., Bleiglätte 1 *℔*., feines Weizenmehl, Leinsamensaft, Bleiweiss je 6 Unzen, Weihrauch 1½ Unzen.

Ein anderes Mittel von demselben. . . .

Ein anderes Mittel gegen Entzündungen mit stärkerer Reizung und Jucken. . . .

Ein anderes Mittel, dessen ich mich bei Entzündungen bediene: Man koche genügend viel[2]) zarte Nachtschattenblätter, zerkleinere sie und füge 6 Unzen Honig hinzu; dann lasse man 6 Unzen Wachs mit 1 *℔*. Oel schmelzen, füge 6 Unzen Parygronpflaster[3]) hinzu und lege es nach voraus-

---

[1]) 1 *℔* = 12 Unzen = 327,5 g. 1 Unze = $^1/_{12}$ *℔* = 27,3 g.

[2]) τὸ ἀρκοῦν = quantum satis.

[3]) τὸ πάρυγρον = ein äusseres entzündungswidriges Pflaster der Alten. (cfr. Galenos) (Kr.).

geschickter Abwaschung auf. Dieses Mittel beseitigt Brustentzündung durch energisches Schwitzen. . . .

Mittel gegen Verhärtung in der Tiefe der Brüste: Bärwurzelkraut oder die Wurzel von Goldwurz (Asphodyll) koche man mit Wein und lege sie auf; oder man zerkleinere Regenwürmer mit Quittenäpfeln oder Flusskrebse mit Ei. Dies Mittel bringt auch die Milch zum Versiegen.

Kapitel 38.

Behandlung der Mastitis chronica fibrosa (nach Philumenos).

Man koche Leinsamen mit Sauerhonig und lege ihn in Form eines Umschlags auf, oder ebenso Bockshorn; oder man röste ungewaschenen Sesam ein wenig, zerkleinere ihn mit Honig und lege ihn noch warm auf; oder man lege weissen Hundemist mit warmem Terpentinharz auf.

Eine andre, ganz vortreffliche Methode:

Silberglätte 2 *℔.*, Oelschmutz aus einem Bade, in dem nur Männer sich reinigen, 4 *℔.*, Geigenharz und Wachs je 8 Unzen, Schuppen 1 ¹/₂ Unzen, Meer- oder Salzwasser 1 *℔.*. Die Schuppen lasse man im Meerwasser genügend viele Tage glatt werden, dann füge man die Silberglätte und den Oelschmutz hinzu, mische gut, thue alles in eine Kasserole und koche bis zu guter Consistenz ein. Dazu füge man das Wachs und (das) Geigenharz; nach dem Schmelzen rücke man die Masse (vom Feuer) weg, lasse sie kühl und weich werden und (dann erst) verwende man sie. Beim Kochen jedoch rühre man mit Wurzeln von grünem Rohr um, bis die Mischung ganz sauber (klar) wird. Dies Mittel wirkt auch bei Quetschungen, alten Geschwüren und Beulen, aufgelöst und an Stelle eines feuchten Umschlags angewendet.

Getrost verwende man (schliesslich) auch bei den Entzündungen nach Verhärtung das im vorhergehenden Buche beschriebene, bei den diaphoretischen Mitteln und den Zugpflastern erwähnte (sog.) Dionysiapflaster. (cfr. Buch 15, Kap. 14). Es enthält bekanntlich folgendes: Terpentinharz, Manna, Mauer-

salpeter, altes Oel, Wachs und Vitriolerz [1]) (Cuprum sulfuricum).
Die Gewichte derselben kann man dort finden. Endlich kann
man auch das (sog.) Fischerpflaster verwenden. (cfr. Lib. 15,
Kap. 18).

Kapitel 39.

Mastitis apostematosa.

Wenn die Entzündung und die Verhärtung (der Brüste) nicht
schwindet, sondern in Abscedierung übergeht, heisst es, schleunigst
hilfreich einzugreifen, wenn sie nicht (von selbst) zur Auflösung
kommen kann. Man wird in den meisten Fällen die schon (in
Eiter) verwandelten Entzündungsherde zur Resorption bringen
mit Hilfe des Dionysiapflasters, das eben kurz vorher bei den
Mitteln gegen Verhärtung besprochen ist. Denn es schafft alle
Flüssigkeit auf verborgenen Wegen fort und bringt die Verhärtungen zum Verschwinden. (Ebenso) gut wirkt auch das gelbe
Fischerpflaster, wenn es ohne Essig zubereitet wird; ferner das
schwarze des Asklepiades. Versagen aber diese Mittel, so muss
ein operativer Eingriff vorgenommen werden. Man kann nun
an der Brust überall da unbesorgt einschneiden, wo sich nekro-
tisches Gewebe findet; nur die Gegend nahe der Warze muss
man sorgfältig mit halbmondförmigem Schnitt umschneiden, damit durch den Einschnitt zwar die Tiefe des Abscesses bloss-
gelegt werde, die Warze aber dabei verschont bleibe; bei
Männern (nur) aus kosmetischen Gründen, bei Frauen aber sowohl aus gleichem Grunde, als auch besonders wegen (Erhaltung)
der Milchabsonderung. Nach der Operation soll die Wunde
durch Verbandstoffe offen gehalten werden, wobei man sich überhaupt, besonders aber bei Brustwunden hüten muss, die Schnittfläche durch die Compressen sehr zu verkeilen, denn dadurch
kommt es (sonst) zur Fistelbildung. Vom dritten Tage an muss
man (daher) die Salbenverbände anwenden, welche Eiterung hervorrufen, dann (erst) solche, die im Stande sind, die Wunde
wieder zu reinigen.

---

[1]) Cfr. Lib. II, 64.

Von guter Wirkung ist hierbei (auch) das gelbe Fischerpflaster [1]), ohne Essig zubereitet, und das gelbe des Galenos [2]),
das früher bei den bösartigen Geschwüren beschrieben ist [3]).
Obenauf lege einen in Wein getauchten Schwamm. Wunderbar
wirkt ferner nach der Operation das Auflegen von schwarzem
Unkrautpflaster; denn es befördert Ausscheidung und Gerinnung.

Vorschrift des Magistrianos bei Abscessen der
Mamma: Lege Regenwürmer mit feinem Gerstenmehl auf [4]).

Kapitel 40.

Fisteln an den Brüsten (nach Leonides) [5]).

Manchmal entsteht an der Brust eine Fistel nach dem
Durchbruch eines Abscesses oder nach einem operativen Eingriff bei unrichtiger Nachbehandlung. Meistentheils (nämlich)
endigen alle hier vorkommenden Fisteln (schon) im Fleisch,
nicht (erst) im Knochen, ausser wenn sie längere Zeit bestehen.
Zunächst soll man nun versuchen, durch entsprechende Mittel
diese Fisteln zur Heilung zu bringen; von günstiger Wirkung
ist da das schwarze Unkrautpflaster; drum wende
man es getrost an. Dies Pflaster ist hier von eigenartiger
Wirkung, weil es sowohl bei den Mammaabscessen nützlich ist,
als auch überhaupt bei allen Geschwüren Eiterung bewirkt und
in geheimnisvoller Weise für Abfluss des Eiters sorgt. Denn
es bewirkt, dass Geschwüre, die man schon incidieren will, auf-
gehen und austrocknen, ebenso die Fisteln in ganz vorzüglicher
Weise. Man legt es nur aussen auf, muss jedoch dabei die
Warze frei lassen. Es ist folgendermassen zusammengesetzt:
Bleiglätte, Oel je 1 ℔, Wasser, Gummiharz aus Ammonia,
Brennkraut je 6 Unzen, Fichtenharz 4 Unzen, Geigenharz eine

---

[1]) Cfr. Lib. XV, Kap. 18.
[2]) Cfr. Lib. XIV, Kap. 44.
[3]) Cfr. Oroscius (11) pag. 320. Nr. 1153, der „Aliei ruffum et Galeni
ruffum" übersetzt, während Cornarius „fulvum piscatoris et fulvum Galeni" hat.
[4]) Cfr. Lib. XIV, Kap. 55.
[5]) S. b. Gurlt (25) I. S. 486 u. f. und Wellmann (4) S. 14.

Unze; man koche Oel, Wasser, Bleiglätte bis sie klar werden, dann füge man das durchgesiebte Gummiharz hinzu, und wenn es sich gelöst hat, die (anderen) Harze. Dann rücke man es vom Feuer ab und füge das Brennkraut hinzu, weiche es ein, streiche (die Masse) pflasterartig auf trockene Wolle aus und lege das Pflaster unter Freilassen der Warze, wie schon erwähnt, fest auf; auch soll man es auf Kohlenfeuer kochen.

Bei längerem Bestehen der Fistel muss man den Fistelgang Operation. eröffnen, indem man einen Sondenknopf vorsichtig einschiebt, darauf einschneidet und dem metallenen Sondenknopf in die Tiefe nachgeht, und dann alles schwielige und harte und wilde Fleisch (mit dem Messer) entfernt. Nach der Ausschneidung bewährt sich ein Pflaster, das erst reinigt, dann austrocknet und zur Vernarbung führt.

Die fressenden Geschwüre an den Brüsten.

Die an der Brust vorkommenden soll man mit den bei fressenden Geschwüren (sonst) üblichen Uebergiessungen und Umschlägen zur Heilung zu bringen suchen. Wirksam ist ferner bei fressenden Geschwüren der weiblichen Brüste und Scham- theile, wie bei bösartigen Ulcerationen oder fauligen Geschwüren und dergleichen folgendes Mittel: Sumach, wie man ihn zum Gerben braucht, 1 ℔., ebensoviel kleine frische Cypressen- kugeln, Ricinusbeeren 1 ½ ℔., saurer Wein 1 ℔. Alles dies weiche man [ohne Mühe] 3 Tage lang in Seewasser ein, dann koche man es unter Umrühren mit einem Cypressenzweig auf die Hälfte ein. Darauf lasse man es eine Stunde stehen, coliere es und koche die Flüssigkeit wieder bis zur Honigconsistenz ein. Man bewahre es in gläsernem Gefässe (Flasche) auf, wende es als Salbe an und mische es mit Honig zum Reinigungs- mittel und mit Milch zum Pflaster.

———————

Kapitel 41.

Die phagedänischen Geschwüre an der Brust.

Das phagedänische Geschwür unterscheidet sich vom Carci- nom dadurch, dass seine Umgebung (Rand) nicht ganz hart ist, dass es keine Blutaderknoten (Varicen) bildet und nicht in die Tiefe dringt; ferner noch dadurch, dass es überhaupt durch Arzneimittel sich beeinflussen lässt, während die ganz bösartigen Geschwüre (wie Carcinom) durch Anwendung von Arzneimitteln nur gereizt und schlimmer werden. Handelt es sich (also) um ein phagedänisches Geschwür, so gilt es, eine rasche und recht erfolgreiche Therapie anzuwenden; ich meine natürlich die Abtragung der schwielig verdickten Wundränder mit dem Messer. Nach der Abtragung muss man dann die Ränder mit dem Glüheisen verschorfen, schon wegen der Blutstillung und wegen der sicheren Ausheilung. Schliesslich wende man die bei Ulceration an der Brust passenden Heilmittel an, wie sie beim Carcinom (näher) beschrieben sind (s. Kap. 46).

Kapitel 42.

Der Brustkrebs. Symptome der vereiterten Carcinome (nach den Schriften des Archigenes[1]) und Leonides).

Der Krebs kommt an der Brust ganz besonders häufig vor. Auch werden Frauen häufiger als Männer von diesem Uebel befallen, zumal solche, die volle und starke Brüste haben. Die alten (Aerzte) nannten (daher auch) das krebsige Geschwür bösartig und thierisch; krebsig in übertragener Bedeutung von den Krebsthieren. Denn diese Thiere sind überaus rauh und hart, und wenn sie etwas mit ihren Scheeren fassen, kann man es ihnen nur sehr schwer wieder entreissen. Diesen (Thieren) ist die Krebsgeschwulst ähnlich, da sie hartnäckig, rauh und uneben ist und daher schwer oder gar nicht heilbar. Thierisch und bösartig nennt man das Carcinom nach den wilden und bösartigen Thieren; denn das Leiden ist widerspenstig, trotzt der Behandlung und wird durch Berührung verschlimmert.

Zwei H a u p t u n t e r s c h i e d e giebt es bei den Carcinomen; die einen nämlich vereitern nicht, die andern bilden eitrige Geschwüre. Die nicht vereiterten Carcinome nannten daher die

---

[1]) Ueber Archigenes vergl. W e l l m a n n (4) S. 19, P a g e l (3), S. 104 u. 130 und G u r l t (25), I, S. 411.

meisten von den alten Aerzten versteckte Krebse; Philoxenos[1])
jedoch nannte besonders das im Uterus und in den Därmen
vorkommende Carcinom ein verstecktes.

Handelt es sich um nicht vereiterten Krebs, so tritt an der
Brust ein grosser, harter unregelmässiger Tumor mit der Wider-
spenstigkeit eines wilden Thieres auf, der fest in der Tiefe sitzt
und seine Wurzeln weit ausbreitet, mit den benachbarten Gefässen gleichsam fest verwachsen ist und in der Umgebung
Varicen bildet, bald aschgrau, bald ein wenig purpurroth, bald
etwas schwärzlich an der Oberfläche. Von Ansehen scheint er
weich; bei Berührung aber erweist er sich als äusserst hart, wie
man es nach der (blossen) Besichtigung hier nicht vermuthen
sollte. Er ruft ferner stechende, weithin ausstrahlende Schmerzen
hervor, so dass die Achseldrüsen in Mitleidenschaft gezogen
werden und entzündlich arg anschwellen; ja sogar bis zum
Schlüsselbein und Schulterblatt dringen die Schmerzen.

Bei den vereiterten Carcinomen sind die Erscheinungen
folgende: Der Krebs frisst sich immer weiter durch und kommt
selbst in der Tiefe nicht zum Stillstand; er sondert recht schlechtes
Blutwasser ab, ähnlich dem Gifte wilder Thiere, übelriechend
und in reichlicher Menge; stechende Schmerzen treten hier ebenfalls an denselben Stellen auf; ganz besonders aber verschlimmert
sich diese Form des Krebses unter chirurgischer und medica-
mentöser Behandlung.

Kapitel 43.
Welche Carcinome sind heilbar, welche unheilbar?

Im Allgemeinen empfiehlt es sich, die Heilung der mit der
Brust verwachsenen Carcinome aufzugeben, ebenso wie bei Carcinom am Kopfe, Halse, Rücken, in der Achselhöhle oder Leistengegend; denn auch diese sind (alle) unheilbar, weil sie die Gefahr der Verblutung in sich schliessen, ausser wenn es gelingt,
sie vollständig zu exstirpieren. Jedoch die an der Spitze der
Brustwarze vorkommenden (Krebse) sind heilbar, da man sie
durch (vollständige) Wegnahme des kranken Organs natürlich
gleich mit ausschneiden kann.

---

[1]) S. Wellmann, S. 123.

Kapitel 44.

Operative Krebsbehandlung (nach Leonides).

Ich selbst pflege die Carcinome an der Brust chirurgisch nach folgender Methode anzugreifen:

Bei Rückenlage der Patientin incidiere ich oberhalb des Carcinoms den gesunden Theil der Brust und brenne die Wunde mit dem Glüheisen aus, bis die Blutung infolge der Schorfbildung überall steht. Dann schneide ich wieder ringsherum vom Rande her ein, gehe dabei zugleich mit dem Messer in die Tiefe der Brust, brenne wieder die Schnittfläche aus und wiederhole dies mehrfach, dabei (immer) erst schneidend und dann brennend, um die Blutung zu stillen; denn so ist die Blutung (ganz) ungefährlich. Nach der vollständigen Abtragung brenne ich wieder alle Theile aus, bis sie ganz trocken sind; denn zuerst brenne ich nur zur Blutstillung, zuletzt aber, nach Vollendung der Exstirpation, führe ich die Glüheisen zur vollständigen Beseitigung der Krankheit (hin und her).

Manchmal pflege ich auch ohne Verschorfung mit dem Glüheisen vorzugehen, wenn an der Brust ein skrophelartiger Tumor entstanden ist, der für die Bildung des Carcinoms verantwortlich zu machen ist. Bei derartiger Form der Erkrankung kann man sich mit der Ausschneidung von den gesunden Stellen aus begnügen; denn dabei giebts nicht einmal eine bedenkliche Blutung.

Kapitel 45.

Nachbehandlung nach der Ausschneidung und Ausbrennung.

Nach der Operation legt man, wenn ein Ausbrennen nicht für nöthig befunden wurde, einen Verband auf, sorgt im Anschluss daran für Eiterung und wendet im übrigen die Nachbehandlung an, welche die Austrocknung der Wunde verspricht. Wurde bei der Operation auch ein Ausbrennen für gut befunden, so wendet man ausserdem noch ein Pflaster von Schafszunge oder von Buchweizen oder geriebenem Sesam an; manch-

mal mischt man auch Brotkrume mit einem der oben erwähnten
Mittel und legt aussen eine feuchte Binde über das Pflaster.
Gut und schmerzlos bringt ferner Milch, mit Honig gemischt
und als Salbenverband aufgelegt, die von den Glüheisen gesetzten
Brandschorfe zur Abstossung.

Nach der eben erwähnten Behandlung soll man die Kranken
vernünftiger Weise im warmen Zimmer lassen; denn jede Erkältung ist schädlich, und ganz besonders zur Zeit der Reinigung
der Wunden; denn sie führt leicht zu Krämpfen. Nach zwei
oder drei Tagen entfernt man den Verband, wäscht mit warmem
Wasser ab und legt ein Pflaster von gekochtem Linsenbrei mit
Honig auf, aber nur ganz wenig, wegen der aufregenden Eigen-
schaften des Honigs; darüber legt man aussen Wein- und
Lattichblätter, befestigt sie mit einer gewöhnlichen Binde
und lässt diese ruhig liegen, bis die Brandschorfe abfallen.
Nach der Abstossung der Schorfe legt man einen einfachen
Verband an; dabei vermeide man die allzu scharfen und die
fetten Medicamente; denn sonst tritt ein Recidiv ein. Deshalb
pflege ich Rosenöl mit Frauen- oder Eselinnenmilch zu mischen
und damit die Baumwollstücke zu tränken und aufzulegen, und
darüber eine ebenso behandelte Compresse und eine zarte und
leichte Binde; denn ein schwerer Watteverband ist hierbei
schädlich. Zur Zeit der Eiterung muss man mehr Oel, (nachher) bei der Wundreinigung mehr Milch nehmen. Ist Be-
schleunigung nöthig, so muss man dem Verbande noch einen
Umschlag von Honigklee mit Rosenöl, Wasser oder Muttermilch
hinzufügen; denn Wachssalben und allzu energisch wirkende
Pflaster sind hierbei schädlich. Ist aber ein (trocknes) Streupulver erforderlich, so soll man Asche von Zinkblumen (Zinkoxyd), sehr sorgfältig gewaschen und getrocknet, aufstreuen oder
Galmei, dreimal gebrannt und mit Rosenöl gedämpft, dann ganz
sorgfältig gewaschen und getrocknet. Während der ganzen
Dauer der Behandlung sollen sich die Kranken des Weines enthalten,
sowie schwer verdaulicher Kost und kalter Getränke; während
der Narbenbildung soll man darauf bedacht sein, den ganzen
Körper zu stärken und ihn durch wohlschmeckende Kost, aktive
und passive Bewegungen und sonstige stärkende Lebensweise
zu kräftigen.

Kapitel 46.

Behandlung der inoperablen Carcinome.

Zunächst, wie schon recht oft erwähnt, bedarf es vor jeder (localen) Behandlung dieses bösartigen Geschwürs einer Allgemeinbehandlung (des ganzen Körpers). Daher ist es wichtig, für Stuhlgang zu sorgen, sowohl durch die Kost, als auch durch Aloë und das aus ihr bereitete Bittermittel. Ferner soll man die zu den Abführmitteln passenden Arzneimittel dauernd einnehmen lassen, z. B. den Theriak und das Gegengift des Mithridates und das aus Blut bereitete. Von den einfachen Mitteln lasse man besonders das Blut einer frischgeschlachteten Gans oder Ente noch warm trinken; oder man verordne 1—2 Theelöffel fein geschnittenen, asphalthaltigen Klee mit 3 Bechern Wasser, oder 1 Unze Samen von wilden Rauten oder 1 Drachme alten Polei mit Malvendekokt. Von guter Wirkung ist auch bei grossen Carcinomen eine Brühe von Flusskrebsen, die mit Eselinnenmilch 5 Tage lang sämig gemacht ist, und andrerseits auch der Genuss der Krebse selbst. Denn wenn man diese Zeit hat siebenmal verstreichen lassen, wird das Mittel lindernd auch bei weit vorgeschrittenem Carcinom der Brust wirken; und durch weitere ziemlich einfache Verbände tritt dann eine Restitutio ad integrum ein.

Kapitel 47.

Behandlung der nicht vereiterten Carcinome.

Auf die nicht vereiterten krebsigen Geschwülste lege man Brot mit ein wenig fein geriebener Schwarzwurzel, in Form eines recht leichten Pflasters auf; ferner bei Verschlimmerung Rosen, Honigklee, Mohnsamen mit Zucker vermengt, rasch gekocht und mit Eigelb durchgeknetet; oder klein geschnittene Althäablätter, für sich allein gekocht oder mit Brot zusammen. Besonders wirksam ist bei der Verschlimmerung auch folgendes Mittel: Schafszungensamen, Mohnköpfe mit dem Samen, und Flohkraut in gleicher Menge soll man zerstossen und durchsieben; das Flohkraut wird mit kretischem Zucker maceriert; dazu nimmt man ferner eine genügende Menge fettes Palmenmark; dann mischt man es mit den trocknen Bestandtheilen, fügt das Flohkraut hinzu und ein wenig Gänsefett; das ganze wende man erwärmt getrost an und lege alles zugleich auf. Verlangt die Erkrankung kühle Mittel, so füge man dem Palmenmark angefeuchtetes Brot in Menge hinzu und lege es kalt auf. Recht wirksam bei den krebsartigen Leiden ist auch der Samen des Wegsenfs, fein zerrieben mit etwas Ysop und Honigwasser, warm aufgelegt. Ferner mildern die zarten jungen Blätter von der Esche, in Wasser gekocht, dann zerdrückt und für sich (allein) warm aufgelegt, die Schmerzen bei den ganz bösartigen Carcinomen; wenn Jemand dies (genügend) lange fortsetzt, erreicht er (sogar) die Vertheilung der Geschwulst in wunderbarer Weise. Auch ich wende beständig die Abkochung dieser Blätter als Bähungsmittel an und habe glückliche Erfolge aufzuweisen. Zu benutzen ist ein Baum ohne Früchte. Später soll man dann wieder das Schafszungenpflaster anwenden oder das Pflaster des Ikesios oder besser das (schwarze) Allheilmittel, teigig zubereitet, oder etwas ähnliches auflegen, zumal wenn kein Geschwür vorhanden ist.

———————

Kapitel 48.

Behandlung des jauchenden Krebses.

Ist ein bösartiges Geschwür vereitert, so lege man einen recht milden Verband gleichsam als Grundlage auf, dessen Bestandtheile, wie Archigenes angiebt, folgende sind:

Silberglätte, frisches Schweinefett, weisses Wachs je ein *ll.*, gutes Oel 16 Unzen, gekochtes Eigelb von 12 Eiern. Die Silberglätte zerreibe man mit einer angemessenen Menge Wasser, giesse dann etwas von dem Oel dazu, füge das Eigelb hinzu und rühre es durcheinander. Das Fett schäle man aus, zerkleinere es im Mörser, lasse es mit dem Wachs schmelzen und giesse es durch ein Sieb. Wenn die Masse sich abgekühlt hat, füge man allmählich den Rest des Oeles hinzu, knete es im Mörser noch einmal durch und mische es mit den (zuerst) zubereiteten Stoffen. Dazu füge man Rosenöl, streiche die Masse auf zarte Watte anstatt auf Baumwolle und lege es als Verband auf. Bleibt das Geschwür schmerzlos, so füge man noch Iris, Myrrhe, Osterlucei (Aristolochia) je ein oder auch drei Drachmen hinzu. Dies Mittel wirkt auch als Verband bei den nicht vereiterten Krebsen und ist, wie ein Versuch lehrt, sehr wirksam.

Ein anderes Mittel, das sowohl eitrige Krebse gewöhnlich heilt, als auch nicht eitrige bedeutend zur Besserung bringt . . . .

Ein anderes Mittel gegen die bösartigen Erkrankungen aus den Schriften des Theodoros[1]. . . .

Dies Mittel soll man unverdünnt verwenden bei den fressenden Geschwüren, mit Wein (verdünnt), wenn es zu dick geworden ist, ganz besonders, wenn es sich um eine derartige Erkrankung in der Scheide handelt. Allerdings wirkt es auch schmerzlindernd mit Eselinnenmilch verdünnt. Ebenso bringt es auch andere fressende Geschwüre ohne eitrige Entzündung zur Ausheilung, sowohl Ohren, die lange und schlimm entzündet sind, als auch fauliges Zahnfleisch. Auch Ruhr und Geschwüre, die nicht vernarben wollen, bringt es zur Ausheilung, wenn es angemessen verwendet und maassvoll verdünnt wird. Wie sollten auch nicht die harmlosen Geschwüre beeinflusst werden durch ein Mittel, das sogar bösartige unterdrückt!

Es ist ferner wichtig, die Geschwüre nicht eher vernarben zu lassen, als bis die Verhärtung vollständig verschwunden ist, sei es durch feste Watteverbände, sei es durch Leinwandcompressen, wie es z. B. der Verband des Serapion, der des Ikesios und die Panakeia[2] ist. Ich selbst wendete manchmal zur Zeit der Besserung auch den Theriak[3] an, in Milch und Rosenoel gelöst, und mittelst weicher Wolle auf das Geschwür aufgelegt; ebenso lasse ich ihn auch mit Zucker trinken. Denn von grosser Wirkung sind (bei solchen Geschwüren) auch die Gegengifte gegen den Biss giftiger Thiere und den Genuss von Giften (wie der Theriak). Darum wende man sie (ruhig) an ohne der Spötter zu achten, die in ihrer Unerfahrenheit die Natur des Zustandes verkennen.

---

[1]) Näheres s. b. Wellmann (4) S. 13 u. flgd.
[2]) Ueber Σεραπίων und Πανάχεια s. Z. (7) S. 68. Anm. 1 und 2.
[3]) S. Z. (7) S. 64, Anm. 1 und Kr. (16) S. 1043.

Kapitel 49.

Die Verhärtung der Brust (Scirrhus) (nach Leonides[1]).

Schon früher war die Rede davon, dass die scirrhöse Geschwulst an den anderen Körpertheilen schmerzlos ist; an der Brust aber entsteht Schmerz, nicht gerade infolge der Natur der Erkrankung, sondern infolge der Schwere der herabgezogenen Brustwarze.

Wenn nun infolge der innigen Verbindung des Scirrhus mit dem Thorax die Brust vollständig verhärtet ist, und wenn es also unmöglich ist, die Ausschneidung der Geschwulst vom Gesunden her ohne Gefahr vorzunehmen, darf man (überhaupt) nicht (mehr) chirurgisch vorgehen. Wenn aber (nur) die Spitze der Brust oder, wenn sie nur zur Hälfte erkrankt ist, soll man die Verstümmlung vornehmen, ohne Ausbrennen; denn man braucht beim Scirrhus nicht wie beim Carcinom die Blutung zu scheuen.

Nach der Operation legt man (trockne) Verbände an und verfährt in der Folge (den Regeln) der Wundheilung entsprechend.

Kapitel 50.

Suppressio mensium (nach den Schriften des Rufus[2]) und der Aspasia).

Dass bei manchen Frauen die monatliche Reinigung ausbleibt, ist ein natürlicher (normaler) oder widernatürlicher (pathologischer) Vorgang. Man wird ihn für naturgemäss halten müssen, wenn die Frauen am ganzen Körper, zumal am Uterus beschwerdefrei sind. Mit der pathologischen Cessio mensium verhält es sich folgendermassen: Allerdings die, welche jünger als 14 Jahre und älter als 50 Jahre sind, menstruieren (schon) wegen ihres Alters nicht; aber auch die unfruchtbaren und die schwangeren Frauen menstruieren von

---

[1] Vergl. G u r l t (25) l. c.
[2] S. b. W e l l m a n n (4) l. c., G u r l t (25) I. S. 421 u. f. und P a g e l (3) I, S. 109.

Natur nicht, ebenso auch Sängerinnen und Tänzerinnen [1]) nicht,
da bei ihnen nichts für die Periode übrig bleibt, sondern (alles)
von der körperlichen Anstrengung verbraucht wird. Ueberhaupt
tritt bei recht leidenschaftlichen Frauen, bei solchen, die übermässig viel Leibesübungen treiben und bei Bäuerinnen die
Periode nur spärlich ein. Wenn also eine Frau, sei es wegen
der natürlichen Mischung (ihrer Säfte), sei es wegen übertriebener
Leibesübungen, übermässig hitzig und leidenschaftlich ist,
menstruiert sie nicht. Denn jede übermässige Leidenschaft
trocknet den Körper aus; andrerseits verdaut ein von Natur
feuriger Körper die Speisen besonders gut und lässt absolut
nichts überflüssiges im Körper übrig. Ueberhaupt haben derartige Frauen deshalb einen männlichen Habitus, eine dunkel-
braune Hautfarbe, starke Muskeln und Nerven, viele Adern, ein
kleineres Gesäss, schmalere Hüften, breitere Brüste und Schultern,
und die Periode gar nicht oder (nur) ganz unbedeutend.

Andre Ursachen für das Ausbleiben der Menstruation: Oft ist der Körper zu fett, oft zu mager. Die
Fetten sind nämlich blutloser als die andern und haben kleinere
Gefässe, und das bischen Blut, das sie überhaupt besitzen, wird
für das Fett verbraucht. Beweis dafür ist, dass solche Frauen
(gewöhnlich) nicht schwanger werden, und sind sie (wirklich)
einmal schwanger, so bringen sie atrophische und schwächliche
Kinder zur Welt.

Wie vollzieht sich nun wohl die Periode bei solchen, die
weder reichlich Blut, noch starke Gefässe haben? — Die allzu
mageren, durch einige langwierige Krankheiten geschwächt,
haben natürlich überhaupt kein überflüssiges Blut im Körper.
Es bleibt ferner die Regel aus auch bei solchen, deren Blut
dicker oder zäher ist oder durch andere Wege, z. B. Nase oder
After, ausgeschieden wird. Manche husten auch Blut aus der
Brust und menstruieren dann nicht mehr, andere sind oft und
lange zur Ader gelassen und verlieren dadurch die monatliche
Regel. Auch andere Ausscheidungen unterdrücken die Periode,
z. B. reichliche Schweissausbrüche, anhaltendes Erbrechen, Durchfälle, starke Eiterungen und alle Arten von Hautausschlägen;
alles dies verhindert die Menstruation. Auch viele acute und

---

[1]) φωνασκοὶ καὶ γυμναστικαί

ganz besonders schwere Krankheiten unterdrücken die monatlichen Blutungen, ebenso spärliche und überreichliche Ernährung; denn von der schmalen Kost geht bald das wenige fort, während die Ueberernährung die Wege verstopft und so die Ausscheidung nicht zu Stande kommen lässt.

Hier ist die Behandlung (ohne weiteres) klar: Denn Frauen, die wegen Ueberfülle nicht menstruieren, lässt man zur Ader, dann tritt sofort Heilung ein. Auch die dicken und schleimigen Speisen sind alle für die Menses schädlich, jedoch bewirken die recht scharfen, dass der Blutfluss in Ordnung kommt; auch sind von den Weinen die vollen[1]) und jungen nicht passend, ebensowenig die kalten und harten Brunnen, übermässige Arbeit und allzu langes Nichtsthun. Alles dies ist für den ganzen Körper und die Lebensweise in Betracht zu ziehen, für den Uterus aber kommen in Betracht Contractionen, Lageveränderungen, Verhärtungen, Entzündungen, Ernährungsstörungen, Lähmungen, Erkältungen, Anstrengungen und alle anderen derartigen Leiden. Ferner ist auch darauf zu achten, dass nicht irgend etwas den Muttermund verstopft und dadurch den Austritt des Blutes hindert. Denn (verstopfte) Röhren (Poren), die sich hier finden, oder gewisse Wucherungen oder reichliche Fettansammlung verhindern oft die menstruelle Blutung. Bei manchen Frauen findet sich von Anfang an eine häutige Verwachsung an der Cervix oder dem Orificium uteri, wie bei sog. Atresia; für solche ist es unmöglich, zu menstruieren, wenn nicht die den Weg versperrenden Adhäsionen durchbohrt werden; bei manchen haben Geschwüre im Uterus bestanden, die dann vernarbt sind und so die Mündungen der dem Uterus Blut zuführenden Gefässe verschlossen haben; solche Frauen sind sogar unheilbar. Bei einigen wieder, die abortiert haben, ist der Muttermund mit Geschwüren bedeckt; durch deren Vernarbung entsteht dann eine Verwachsung, in der Folge natürlich eine Verstopfung, die sowohl den anderen Ausdünstungen als auch besonders dem Menstrualblut den Weg verlegt. Schliesslich tritt Suppressio mensium (noch) auf infolge übermässiger Sorgen, grosser Furcht und sehr grosser Trauer.

Frauen, die nicht in gewohnter Weise ihre Periode haben, droht Gefahr, sowohl Blut zu husten, als auch von einem Schlag-

_____

[1]) παχεῖς. eigentl. dicken (schweren).

anfall betroffen zu werden. Denn als Folge des Fehlens der gewohnten Ausscheidungen treten bei ihnen bedrohliche Symptome auf, wie Gefühl von Schwere im ganzen Körper, Missmuth, Appetitmangel, Unpässlichkeit, ängstliches Hinundherlaufen, verbunden mit Schmerzen im Kreuz, Oberschenkeln, Hals und Kopf, ebenso in den Augenhöhlen, (ferner) anhaltende Fieberschauer, dunkler Urin mit etwas röthlichem, verdorbenem Blute; endlich haben sie theils Harnzwang, theils Harnverhaltung. Manche von ihnen werden auch schwermüthig oder wahnsinnig.

Kapitel 51.
Behandlung der Amenorrhoe infolge von allzu grosser Leidenschaftlichkeit (nach Rufus) [1]).

Richtiger wäre es hinsichtlich der Gesundheit überhaupt, für alle Frauen eine Lebensweise ausfindig zu machen, durch welche der weibliche Körper so ausgetrocknet würde, dass die Frauen die monatliche Reinigung entbehren könnten. Allerdings für die Schwangerschaft wäre dies in keiner Weise zuträglich; denn wer nicht menstruiert, wird auch nicht schwanger. Wegen der Schwangerschaft also, und weil die Mehrzahl ein müheloses Dasein führt, ist die Menstruation nothwendig. Es scheint mir daher auch richtig, jeder Frau, die nicht menstruiert, eine Behandlungsweise vorzuschreiben:

Behandlung.   Diejenigen, welche von Natur leidenschaftlicher sind (zuviel Wärme oder Feuer haben), müssen sich reichlicher (körperlicher) Anstrengung unterziehen und ihren Körper so feucht als möglich halten; daher sind kräftige Bäder in süssem Wasser bei solchen Frauen sehr angebracht; ebenso Speise und Trank, recht reichlich und recht feucht, wie z. B. schleimige Getränke aus Gersten- und Weizengraupen und mit Milch bereitete; von Gemüsen Lattich, Bittergurke und dergl., ferner Lammfleisch, Zicklein- und Ferkelbraten, besonders Fleisch von zahmen und weiblichen Thieren; ferner alle Fische, die zartes

---

[1]) S. Gurlt (25) I. S. 422. — διὰ πλείστην θερμότητα, infolge allzu warmen Temperaments.

Fleisch haben; zahmes Geflügel; Sommerfrüchte, gelbe Feigen, reife Weintrauben, Melonen und Gurken; als Getränk (noch) leichter, nicht zu alter Weisswein, die Mischung recht mit Wasser verdünnt.

Kapitel 52.
Diagnose und Therapie der Amenorrhoe infolge von Kaltsinn[1].

Allzu frostiges Wesen erkennt man sowohl aus den bisher Diagnose. erwähnten, als auch aus folgenden (Zeichen): Solche Frauen sind ziemlich schläfrig und zaghaft bei jeder Bewegung; ihre Hautfarbe ist recht blass, zart oder bleifarbig; die Adern schimmern blauschwärzlich durch (die Haut); der Urin ist wässerig; sie husten hartnäckig Schleim aus; manchmal findet sich auch Erbrechen schleimiger Massen. Ganz entgegengesetzt der Behand- Therapie. lung der leidenschaftlichen Frauen muss diejenige solcher Frauen sein; denn sowohl recht viel anstrengende Arbeit soll man ihnen auftragen, als auch von den Nahrungsmitteln diejenigen, die recht viel Wärme zuführen, verordnen. (Ebenso) gelben, wohlriechenden, alten Wein, aber durchaus keinen süssen; vortheilhaft ist vielmehr der mit Seewasser vermischte Wein. Ferner sind Arzneimittel erforderlich, kurz gesagt solche, die im Stande sind, durch ihr Feuer das Blut in Lösung zu bringen. Dazu dient eine Abkochung von Polei, Thymian, Pfefferminze, Bergminze, Eberraute, Iris, Asphodillwurzel, Wurzelrinde vom Maulbeerbaum, Bingelkraut, Kassia (Zimmt), Karpesia, Binsenblume, Spiekanard, keltischem Kalmus, Hirschwurz, Baldrian, Sadebaum, Haselwurz und dergleichen. Diese sind einzeln in altem Weisswein lange Zeit zu kochen; wenn er unverdünnt und warm vor dem Bade nüchtern getrunken wird, führt er die ausgebliebene monatliche Blutung bei den frostigen Naturen wieder herbei. . . . . .

Ferner ist folgendes Mittel besonders wirksam und sehr scharf: Polei, Beifuss, Raute, Salbei, Dill je ein kleines Mässchen, 20 Pfefferkörner, 2 Liter abgekochtes Wasser. Man zerstösst

---

[1] ψυχρότεραι, Frauen mit recht kaltem Temperament.

den Pfeffer, mischt ihn mit den Kräutern und lässt die Mischung eine ganze Nacht im Wasser stehen. Am andern Morgen kocht man sie auf die Hälfte ein, siebt durch, fügt die genügende Menge Honig hinzu und lässt die Patientin nüchtern zwei Becher trinken, darnach ruhig spazierengehen oder in einer Sänfte tragen.

Die günstigste Zeit für die Anwendung derartiger Mittel ist die Zeit der nahenden Periode, auch lässt man sie unmittelbar nach dem Einsalben, Schwitzen und Baden trinken, damit das Mittel, wenn es in einen warmen und (gewissermassen) aufgelösten Körper gelangt, seine Wirksamkeit recht sichtbar entfalten kann.

Wer nun alle hierher gehörigen Mittel aufschreiben wollte, der brauchte sehr viel Zeit dazu; indessen genügen auch meist (schon) die oben erwähnten. Sollte aber wirklich keines von ihnen die Periode herbeiführen, so bedarf es einer weiteren, noch stärkeren Behandlungsweise. Wenn ich selbst nämlich diese Mittel anwendete und damit kein Glück hatte hinsichtlich des Blutflusses, liess ich die Frau ein Abführmittel einnehmen. Nahm sie dann (z. B.) Wolfsmilch mit Waldeppich ein, so trat nicht viel später als die Darmentleerung die Ausscheidung des Menstrualblutes ein.

Sollte aber ein Melancholie bewirkendes Uebermaass von Flüssigkeit vorhanden sein, so gebe man 5 Gramm Thymian, mit einem Becher Sauerhonig gemischt, dazu ein wenig Salz. Denn wenn erst der dicke Bodensatz des Blutes abgeführt ist, dann kommt auch der Blutfluss gut in Gang. Hierbei ist vielfach auch ein Brechmittel von Nutzen, z. B. ein Dekokt von Thymian oder Bergminze oder Ysop. Nach dem Erbrechen soll man einen Aufguss von Tausendgüldenkraut oder von Wermut trinken lassen. Man muss jedoch auch den Uterus selbst durch eingeführte Zäpfchen reizen, damit das Blut durch die Diät dünn und warm gemacht und durch die reizenden Zäpfchen zur Ausscheidung gebracht werde. Dabei muss man sich vor den stärkeren Suppositorien hüten, also (z. B.) vor solchen, die mit Springgurke, Kanthariden, Saubrod, Rindergalle und Nieswurz zubereitet sind. Denn es bestände Gefahr, dass infolge der starken Wirkung derartiger Mittel Entzündungen, Geschwüre und Fieberanfälle auftreten würden.

Kapitel 53.
Blutableitende Zäpfchen.

Demnach muss man nur die milderen Suppositorien anwenden, (z. B.) Raute, Lorbeer, Beifuss, feinblätterigen Wiesenalant, Polei, Bingelkraut, jedes davon mit Irisöl. Bedarf man stärkerer Zäpfchen, so wären folgende passend: Myrrhen eine Drachme, pulverisirten Alaun zwei Drachmen, zerreibe man in Wein und lege sie mit Rosenöl ein. Wirksam ist auch Terpentinharz mit Myrrhen, Safran und Honig; noch stärker wirkt Beilkrautsamen mit Myrrhen und Honig; Weinpalmharz oder Mutterherz (Galbanum) oder Styraxgummi mit Wermut oder Lupinenabkochung; fleischige, getrocknete Feigen ohne die kleinen Kerne mische man mit einem bohnengrossen Stück Weihrauch und ebensoviel Natron, und lege dies als Zäpfchen ein.

Auch den Uterus muss man mit irgend einem Oele bestreichen, das zu erwärmen vermag, z. B. Lilien-, Alkanna-, Iris-, Majoran-, Lorbeer-, Amarant- oder Narzissenöl. Ferner soll man fleissig räuchern mit Styrax, vermischt mit Weihrauch und Gummiharz. Wirksam ist auch der Stein Gagates[1]).

Ein sehr bewährtes Räuchermittel ist ferner auch folgendes: Osterluceiwurzel, trocknes Wachholderharz, Spindelkraut, Geiermist, Weinpalmharz, Sadebaumöl, Kresse, Beifuss je eine Drachme, fein gestossene Knochen getrockneter Salzfische drei Drachmen, Schwarzkümmel, Styrax je vier Drachmen; daraus forme man mit je einer Unze Wasser Plätzchen (Trochisci). Für die Anwendung verbrenne man sie morgens und abends über Rindermist und räuchere damit.

Besonders zweckmässig ist es auch, den Uterus mit wohlriechenden heissen Dämpfen zu bähen; dazu kocht man in Wasser ab: Majoran, Quendel, Polei, Kalmus, Cypergras, Kamille, Anis und dergleichen Kräuter und richtet das Dampfbad folgendermassen ein: Man decke den Topf mit einem durchbohrten Deckel zu, führe ein Rohr durch die Oeffnung und salbe es überall (gut) ein. Dann setze sich die Frau daneben auf einen (niedrigen) Stuhl und lasse sich die Dämpfe durch das darunter liegende Rohr zuführen. — Eine andere Methode ist die, dass

Technik der Bähungen.

---

1) Cfr. Lib. I. Kap. 24.

man die Frau sich in die oben genannten Dekokte bis zum Nabel hineinsetzen lässt; darauf wird sie mit warmem Süsswasser abgewaschen, und dann soll man die vorher beschriebenen Zäpfchen anwenden.

Ein sehr wirksames blutableitendes Suppositorium ist auch folgendes: Balsamfrucht, Gewürznelke, Majoran- oder Lilienöl je 8 Drachmen, Rosinen, fleischig und kernlos, Palmenmark ohne Fasern [von 12 Palmen], gewöhnliches Salz 16 Unzen, 4 Löffel Honig, mische man zusammen und lasse es nach dem Bade oder der Bähung anwenden. Man soll auch Schwitzkuren vornehmen und dazu Kataplasmen auflegen lassen, indem man in die rohen Lösungen Beifuss, Majoran, Iris oder irgend etwas anderes von den vorher erwähnten hineinmischt. Die Flüssigkeit für das Kataplasma soll wohlriechender Wein und Honig sein, auch Majoran-, Iris- oder Anisöl. Nach dem Auflegen des Kataplasma soll man noch reine Wolle, mit irgend einem der eben erwähnten warmen Oele getränkt, oben darauf legen. . . .

Ein vortheilhafter blutableitender Umschlag ist auch folgender: Springgurke, Myrrhe, Gerstenmehl je 4 Drachmen, frische grüne Rautenblätter 2 Drachmen, Rindergalle q. s. Jedes für sich wird zerkleinert, dann gemischt, genügend viel Galle zugesetzt und derartig verwendet, dass man Unterleib und Kreuz damit einreibt. Dies Mittel zieht das Menstrualblut herab und beseitigt die Hämorrhoiden am Gesäss. Schliesslich kann man auch solche Umschläge anwenden, wie sie früher im dritten Abschnitt beschrieben sind.

Kapitel 54.

Des Philosophen[1]) Emenagogum.

Man wirft einen Flusskrebs lebend in Wein und lässt ihn darin ersticken; dann giesst man den Wein ab, erwärmt ihn und lässt ihn unvermischt wie eine vollständige (richtige) Mischung trinken; wenn man dann glaubt, genügenden Erfolg

---

[1]) Mit ὁ φιλόσοφος meinen die Alten bekanntlich den Aristoteles.

erzielt zu haben, so gebe man der Patientin denselben Krebs zu essen, den man (vorher) erstickte.

Noch ein blutableitendes Zäpfchen von wundersamer Wirkung; es wirkt ganz besonders bei den anhaltenden Krämpfen des Uterus (Tetanus uteri): Stiergalle, Wermutsaft oder -blätter, Seifenkrautwurzel, Myrrhe je 4 Drachmen, Bibergeil, Balsamsaft je eine, Saubrodsaft 10 Drachmen; man füge hierzu Beifuss-Saft, forme kleine Zäpfchen daraus und lasse sie einführen. Recht wirksam ist auch Weinhefe von altem Wein, getrocknet, mit Eppichsaft vermischt und als Suppositorium zurecht gemacht und verwendet.

Noch ein blutableitendes Zäpfchen, welches meistens (noch) am gleichen Tage Blutungen hervorruft: Gleiche Mengen Beifussblätter und Natron zerkleinere man, füge Irissaft und Rosenöl hinzu, forme ein Zäpfchen daraus und lasse es nach dem Bade einlegen.

Kapitel 55.
Behandlung der Amenorrhoe infolge von Adipositas.

Bei denjenigen Frauen, die übermässig fett sind, muss man eine ganz andere Diät beobachten lassen, die sich darauf richtet, sie zu entfetten. Es ist jedoch schon früher im 2. und 3. Buche diese Form der Diät, wie der Einfluss der Ernährung, ferner die Entfettung und die Verwendung von Getränken und Dampfbädern dabei besprochen worden. Wenn man durch solche Mittel beeinflusst wird, tritt die Periode leicht ein, und der ganze Körper wird schlanker. Zwar ist es (oft) unsicher und greift den Körper stark an, wenn fette Frauen nur durch den Darm abführen, indessen darf eine Frau in solchem Zustande auch dies nicht versäumen. Denn vielfach genügt allein (schon) das Einnehmen eines Abführmittels, dass sie ihre Schuldigkeit thut.

Von den Abführmitteln sind die schärfsten und feurigsten für Fettleibige am besten, wie knidische Beeren und die Winde[1]),

---

[1]) σκαμμωνία, wie Z. schreibt, ist nach Kr. S. 921 die Winde, Convulvulus (farinosus), σκαμμώνιον, wie mir richtiger scheint, ist eine „heftig drastisch wirkende Gummi-Resine", d. Scammonium.

ferner die Rinde der Wurzel der myrtenartigen Wolfsmilch [1]).
Allen jedoch mische man Petersilie, Pastinak, Eppich, Anis oder
Polei wegen der Würze und wegen der Verdünnung und Aus-
scheidung des Blutes bei. Auch die Zäpfchen müssen bei
solchen Kranken recht kräftig sein; z. B. Bittergurkenmark,
Schwarzkümmel und Myrrhe soll man zusammen mit Wein ver-
reiben und einlegen, oder Natron mit Saubrod, Rindergalle und
Honig; ferner getrocknete Feigen mit Natron, Raute und Honig.
Auch Bähungen und die bei den Kranken mit zu frostigem
Wesen früher beschriebenen Umschläge soll man auch hierbei
anwenden.

Kapitel 56.

Behandlung der Amenorrhoe bei Atrophie.

Kranke, die infolge von Ernährungsstörungen (Atrophie) und
Magerkeit nicht menstuieren, sei es infolge von Krankheit, sei
es aus anderen Gründen, muss man zunächst in die Höhe zu
bringen und ihrem Körper wieder eine vollere (runde) Form zu
geben suchen, theils durch Leibesübungen (Turnen) und recht
mässige Anstrengungen, theils durch recht reichliche Nahrungszufuhr. Denn wenn sie (erst) wohlbeleibter sind, ist reichlich
Aussicht, dass die Regel auch von selbst (wieder) eintritt; tritt
dieser Fall nicht sehr bald ein, so muss man durch Arzneien
und Zäpfchen das Blut (wieder) herbeizuführen suchen.

Kapitel 57.

Behandlung der Amenorrhoe infolge schlechter Beschaffenheit der Säfte.

Wenn gallige, schleimige und mancherlei andere Säfte sich
dem Blut beimischen und dadurch der Menstruation hinderlich
werden, so wird man dies sowohl aus dem recht schlechten
Allgemeinbefinden, als auch aus jedem der so oft beschriebenen

---

[1]) Euphorbia, cfr. Z. (7). S. 78. Anm. 2.

Kennzeichen, oder auch aus den bisweilen dabei am Uterus auftretenden Symptomen diagnosticieren. Denn wenn in derartigen Fällen die menstruelle Blutung, allerdings nur spärlich, eintritt, so wirkt das mehr Galle enthaltende Blut beissend und ätzend auf den Uterus und ist in der Färbung übermässig dunkel, während das mehr Schleim enthaltende langsamer rinnt, dicker und hell ist und etwas kühl und fleischig[1]) erscheint.

Sind nun die Symptome derartige, so ist es am besten, (zunächst) den ganzen Körper durch geeignete Abführmittel zu reinigen; dann soll man die weiblichen Genitalien abwaschen und bähen. Ferner ist angenehme und leicht verdauliche Kost zu wählen und als Getränk Wein oder Honig zu verordnen; auch Eselinnenmilch mit Honig ist zu empfehlen; ferner mag man eine Mischung von Poleidekokt mit süssem Wein, recht unverdünnt, zu trinken geben. Dies ruft die Menses hervor und hinterlässt keinen überflüssigen Rückstand im Blute. Manchmal ist es auch gut, den Speisen und Getränken etwas wohlriechenden Samen (Gewürz) beizumischen, von Kräutern, wie Meerfenchel, Rüben, Pastinak, ferner Fenchel. Gleichzeitig darf man nicht vergessen, Zäpfchen zu verordnen, deren Beschaffenheit theils schon früher beschrieben ist, theils jetzt noch angegeben werden soll. Will man nämlich (mehr) galliges Blut ableiten, so muss man Zäpfchen aus fetten Feigen, bisweilen auch (aus) Saubrod mit Wein einführen, während man (mehr) schleimiges aus dem Uterus holt durch Anemonenblätter, Iris mit Honig, feines Mehl von Weizenunkraut mit etwas Pfeffer und Honig [nachdem man das Unkraut ein wenig geröstet hat], ferner Bittergurke mit getrockneten Feigen; (mehr) wässeriges (Blut) zieht Lauch mit Honig an. Nach Einführung der Zäpfchen soll sich die Patientin in warmes Wasser setzen, und sich den Muttermund mit Rosensaft, Rosensalbe oder Geflügelfett bestreichen lassen.

---

[1]) = σαρκώδη (P.) oder „erstarrt" = ναρκώδη (W.).

Kapitel 58.

Behandlung der Amenorrhoe infolge von Säftefülle (des Körpers).

Frauen, die infolge einer Ueberfülle an Säften nicht menstruieren, leiden zur Zeit der Regel arge Schmerzen; unter andern erkennt man diesen Zustand der Füllung an der Schwellung der Venen (Varicen), der Schwere des Körpers und den darin zurückgehaltenen Gasen (Stauung), unter deren Einfluss nothwendiger Weise Zuckungen und Spannungen im Leibe und sog. Gänsehautbildung (cutis anserina) auftreten.

Die Heilung besteht darin, dass man das überflüssige Blut entfernt. Dazu muss man in der Ellbogenbeuge oder an der Wade zur Ader lassen; dann nach der Entleerung des Blutes auch (all) das andere ausführen, was früher beschrieben ist, also Tränklein vorher einnehmen lassen und Bähungen (Dampfbäder) des Unterleibes verordnen. Ist dann die Regel eingetreten, soll die Frau sich hinlegen, sich recht ruhig und still verhalten und am ersten Tage auf Bäder und Speisen verzichten; am zweiten Tage mag sie Gerstentrank, mit Anis gekocht, geniessen, später etwas von den passenden Gemüsen. Erst am dritten Tage soll sie baden und ihre gewohnte Lebensweise wieder aufnehmen.

Kapitel 59.

Behandlung der Amenorrhoe bei vicariirenden Blutungen aus Darm oder Nase.

Frauen, die ihr Blut aus andern Körperstellen, aus Hämorrhoiden oder aus der Nase, verlieren, sind folgendermassen zu behandeln: Zunächst muss man das fliessende Blut zurückzuhalten suchen und dabei gleichzeitig die uterinen Hilfsmittel anwenden, damit das Blut nicht, dort (am Abfluss) gehindert, irgend wo anders hin in einen der edlen Körpertheile fliesse. Deshalb muss man dies unter andern auch durch Schwitzen, Erbrechen und die sonstigen (natürlichen) Ausscheidungen zu erreichen suchen. In der Hauptsache aber gilt es, zu erkennen, dass alle die Frauen, die aus derartigen Gründen nicht menstruiert sind, keinen grossen Schaden erleiden, ebenso wenig wie die infolge von Atrophie und die infolge von übermässiger Anstrengung Amenorrhoischen, ausser dass alle die, welche nicht aus dem Uterus ihr monatliches Blut verlieren, nicht schwanger werden.

Kapitel 60.

Behandlung der Amenorrhoe infolge von Trägheit.

Die Frauen, welche wegen mangelnder Thätigkeit ihre Regel nicht haben, muss man natürlich zu körperlichen Anstrengungen heranziehen. Von solchen sind für eine Frau Spaziergänge und etwas kräftigere schaukelnde Bewegungen durch Thiere (Reiten) am geeignetsten. Im Uebrigen ist die Behandlung so, wie diejenige der Frauen mit zu frostigem Wesen; und überhaupt ist, wie Hippokrates angiebt, dabei alles das angebracht, was die Absonderung des Blutes befördert. Sollte das kalte und harte Wasser schädlich sein, muss man anderes recht gutes zu erlangen suchen; als Getränk verwende man Wasser mit Weisswein an Stelle von Diureticis und als Speisen an Stelle der kühlenden wärmende, statt der dicken dünne, statt der trockenen feuchte, und so weiter vernunftgemäss.

Kapitel 61.

Behandlung der Amenorrhoe aus anderen Gründen.

Wenn bei gutem Allgemeinbefinden auch die Lebensweise der Menstruation entsprechend geführt ist, die Frau aber doch nicht ihre Regel bekommt, muss man untersuchen, ob nicht irgend eine Erkrankung des Uterus vorliegt.. Ist dies der Fall, so soll man von vornherein kein Medicament anwenden, auch kein Emenagogum. Denn sonst besteht Gefahr, dass dadurch, da einerseits das Medicament das Blut zum Uterus treibt, andererseits die Unterleibsorgane nicht nachgeben können, heftige Schmerzen wie bei der Geburt auftreten. Daher heisst es hier, zuerst die Erkrankung, die die Ursache der Suppressio mensium ist, zu behandeln und dann erst zu den Mitteln überzugehen, die das Blut hervorlocken. Wie nun jede einzelne der am Uterus vorkommenden Erkrankungen behandelt werden muss, soll in der Folge der Reihe nach auseinandergesetzt werden.

Kapitel 62.

Oligomenorrhoe und Dysmenorrhoe.

Träufelnd nennt man die Menstruation, wenn das Blut tropfenweise und unter grossen inneren Schmerzen ausgeschieden wird. Es scheinen manche Erkrankungen am Uterus aufzutreten, die denen an der Harnblase ähnlich sind. Denn auch bei dieser kann der Harn völlig fehlen, dann spricht man von Harnverhaltung (Ischurie), oder er wird nur tropfenweise entleert, dann spricht man von Harnzwang (Strangurie), oder nur mit Mühe und Schmerzen, dann spricht man von Dysurie.

Aetiologie. Der Zahl nach sind es 5 verschiedene Ursachen, welche die Strangorrhoea menstrualis hervorrufen: 1. Enge der Wege, dadurch wechselnde Stärke der Periode; 2. (allgemeine) Körperschwäche; 3. Ueberfülle von Blut; 4. schleimreiches Blut; 5. abgestandenes (geronnenes) Blut.

Wenn nun derartige Hindernisse die Ursache sind, muss man sie beseitigen, derart, dass man Ueberfülle durch Entleerung fortschafft, dickes Blut verdünnt, schwache Kräfte zu heben sucht, Verengerungen in den (blutableitenden) Wegen erweitert; allerdings muss man dazu die Ursache der Stenose aufsuchen und diese beseitigen. Denn sobald die ursächlichen Momente, welche die Erkrankung hervorrufen, beseitigt sind, verläuft auch die Menstruation ungehemmt (glatt) und ohne jeden Schmerz.

Was für eine Behandlung nun bei jedem (einzelnen) der ursächlichen Momente am Platze sei, das ist theilweis schon in dem Abschnitt über die Suppressio mensium erwähnt worden, theilweis soll es (später) der Reihe nach bei den Erkrankungen des Uterus angegeben werden. Hier soll jetzt nur auseinandergesetzt werden, wie man die ungeheuren Schmerzen bei den von diesen Krämpfen befallenen Frauen lindern muss.

Gleich bei Beginn der krampfartigen Schmerzen muss die Patientin ins Bett in einem mässig erleuchteten, ja nicht zu hellen Zimmer. Ferner soll man die Fingerspitzen und Fussspitzen mit Binden umwickeln und kein excitierendes Zäpfchen anwenden. Das Wassertrinken muss überwacht, die Zufuhr von scharfen Speisen und Getränken, besonders solchen, die Blähungen verursachen, muss vermieden werden. Weiter gilt es, den Unterleib warm zu halten, und ebenso Leib und Kreuz unter Anwendung mannigfacher Wärmemittel; z. B. legt man Wattebäusche, mit Wein und warmem Rosenöl getränkt, auf Unterleib und Schamgegend; oder man legt auch eine halb mit warmem Oele gefüllte Blase auf, oder man wendet die sog. (linsenförmigen) Wärmflaschen an. Hält der Schmerz aber an und reicht die Kraft aus, soll man in der Ellenbogenbeuge die Venaesectio machen und, dem Kräftezustand entsprechend, Blut ablassen und dann wieder dieselben feuchten Umschläge anwenden. Dauert trotzdem der Schmerz noch fort, so lege man Compressen mit Leinsamen, Brot und Honigwasser auf, in manchen Fällen auch mit geschmolzenem Terpentinharz. Ferner wende man Sitzbäder an in einer Abkochung von Althäa, Leinsamen, Bockshorn, Anis, Raute und Beifuss, ferner soll man mit Schwämmen, die in derselben Abkochung ausgedrückt sind, die Scheide bähen; endlich mag man zerkleinerte Raute mit Honig pflasterartig auf Leinwand streichen und auf die Schamgegend und den Unterleib auflegen. Manchmal empfiehlt es sich auch, die Scham selbst mit einem derartigen Umschlag zu bedecken. Recht wirksam ist auch, in die Scheide selbst mit Hilfe des Mutterspiegels Oel einzugiessen, in welchem Raute in kleinen Stücken und Bockshorn erst abgekocht, dann durchgesiebt und mit Butter, Terpentinharz und Ysop, soviel zu wachsbalsamartiger Consistenz nöthig ist, vermischt sind. Es empfiehlt sich auch, von der gleichen Masse etwa 3—4 Mässchen in den Mastdarm einzuführen. Von Zäpfchen darf man aber nur solche einführen, die Linderung bewirken können; also von den einfacheren die aus Bockshornsaft, Leinsamen und Malven mit Oel und Gänsefett zäh und klebrig gemachten; von den

zusammengesetzten die etwa folgendermassen zubereiteten:
Tyrrhenisches weisses gereinigtes Wachs eine Unze, Terpentinharz 4 Drachmen, Gänsefett 4 Unzen, zerquetschtes Palmenmark
4 g, ein Eiweiss und genügend viel Bockshornöl.

Noch ein anderes ähnliches Mittel: Ysop 4 Drachmen, Gänsefett 4 Unzen, Gehirn von 2 jungen Gänsen, Geflügelfett und Wachs je 3 Unzen.

Ferner verwende man das sog. Weihrauchzäpfchen [1]), auch
das Enneapharmakon [2]) und andere ähnliche Mittel, die später
gegen Entzündung und Verhärtung des Uterus beschrieben werden
(cfr. Kap. 85 und 88). Endlich mag man auch Pflaster anwenden,
und zwar zuerst das Tetrapharmakon [3]) oder das Bromion [4]) oder
das in Saft gelöste, später das mit Honigklee und das mit Samen
bereitete und das Polyarchion [5]), insofern es zweckdienlich erscheint.

Wenn aber die Erkrankung mit einer gewissen Hartnäckig-
keit andauert und periodisch oder atypisch Beschwerden macht
und sich durch die vorher erwähnten Hilfsmittel nicht beeinflussen lässt, muss man zu stärkeren Mitteln übergehen, nämlich
Schröpfköpfe [6]) an Unterleib und Leistengegend setzen, anfangs
ohne Aderlass drei oder vier (trockene Schröpfköpfe); wenn der
Schmerz aber andauert, muss man auch (noch) einen Aderlass
machen und eine angemessene Menge Blut abzapfen (blutige
Schröpfköpfe). Ferner sind auch die Blutegel noch nach der
Anwendung der Schröpfköpfe angebracht, die man an die Geschlechtstheile ansetzt und die nicht weniger Blut abzapfen
können als ein Schröpfkopf. Schliesslich soll man auch Pflaster
und Pechmützen anwenden, die im Stande sind, die Haut roth
zu machen und aufzuziehen. Ferner soll man den Unterleib
fleissig, doch sanft mit Oel und feinem Seesalz einreiben, an-

---

[1]) cfr. Lib. I.

[2]) cfr. L. XII. Kap. 23.

[3]) cfr. L. XV, Kap. 23.

[4]) βρόμιον oder βρώμιον (Z.), wahrscheinlich v. βρόμος, Hafer (cfr. L. XV.,
Kap. 27.)

[5]) cfr. L. III. Kap. 145.

[6]) Hierzu s. L. (8). S. 102. Anm. Abbildungen s. b. Gurlt (25). I. S. 313.
Tafel I. Fig. 41—48.

gemessene Leibesübungen machen lassen und viel Umhergehen und schwebende Bewegungen (Schaukeln) verlangen. Endlich sind natürliche Bäder anzuwenden und besonders kalte Seebäder fleissig zu benutzen.

Kapitel 63.
Profuse Menstruation (Menorrhagie).

Von profuser Menstruation bei Frauen spricht man, wenn sich die Periode über mehrere Tage hinzieht und das Blut dicht gedrängt (in Stücken) abgeht. In selteneren Fällen tritt dies auch bei vermehrter körperlicher Bewegung[1] und bei Aborten ein und verursacht bisweilen eine plötzliche Gefahr.

Es ist nun die Stärke der Blutung und die Art der Entleerung zu untersuchen. Denn nur wenn die grossen Gefässe zerrissen oder eröffnet sind, strömt eine Menge Blut und zwar in Stücken (Gerinnsel) heraus, dagegen nur sehr wenig, wenn es sich um kleine Gefässe handelt. Bei Verletzung der Gefässe durch Geschwüre beginnt die Blutung allmählich und ist sehr schmerzhaft.

Zuerst muss man (nun) die Glieder fest einwickeln, und zwar die Enden (Extremitäten) von den Achseln und der Leistengegend an[2]; auch soll man Essigmischung verordnen, aber nicht kalt, sondern milchlau, ferner damit bähen und auf die Geschlechtstheile reichlich Wattebäusche legen, die mit Wein und Rosen-, Myrten- oder Quittenöl getränkt sind. Denn Essigschwämme allein würden Uterus und Blase zu stark abkühlen und mehr Schaden als Nutzen stiften. Für einen oder zwei Tage soll dies genügen. Ist dies nicht der Fall, so soll man Brosamen in Essigwasser getaucht geben, oder zarte Gerstengraupen, genügend gedörrt; ferner lasse man Granatblüthen einnehmen, die bis zum Weichwerden in Essigwasser gelegt sind; oder gereinigten Spelt oder Reis mit dem Essigwasser oder frische Trinkeier, genügend abgekühlt. . . .

Wunderbar wirkt auch ein neuer Schwamm, der mit flüssigem

---

[1] So nach der Lesart Weigels ἐπὶ κινήσεσι, nach Z. (7) επὶ κυήσεσι καὶ ἐπὶ φθοραῖς πλείοσι = bei Schwangerschaften und mehrfachen Aborten.

[2] Vergl. die Anmerk. bei L (8) S. 121 und Soranos II. Kap. X.

Pech getränkt, dann in einem Topfe geröstet, fein zerrieben (in Essigwasser) eingenommen wird.

Auch die für den Uterus sonst üblichen Heilmittel, Zäpfchen und Einspritzungen, muss man hier zur Anwendung bringen.

Galenos[1]) übrigens erzählt von einem Falle, in dem das Blut 4 Tage lang aus dem Uterus rann und durch kein Mittel zu stillen war; bei Anwendung von Schafszungensaft aber stand die Blutung vollständig. Die eingespritzte Menge soll einen Becher betragen. Dieses Mittel ist ganz vorzüglich bei den Blutungen infolge von Gefässverletzung (durch fressende Geschwüre). Man pflegt ihm noch eins der kräftigen Arzneimittel beizumischen, bald dies, bald jenes, unter Berücksichtigung des Allgemeinbefindens. Ist nun ein grosses Gefäss verletzt und klafft gewaltig, so muss man die herben, zusammenziehenden Mittel verordnen, wie Granatblüthen, Akazie, Hypokystis, Treber, Galläpfel, Granatapfelschalen u. dgl. Ist aber nur ein kleines Gefäss verletzt und klafft nur mässig, was man, wie schon früher erwähnt, an der unbedeutenden und ziemlich schmerzlosen Blutung erkennt, so ist Aloe, Manna und Fichtenrinde erforderlich . . . und andere derartige Mittel, zusammen mit Schafszungensaft oder Rothwein (als Zäpfchen) eingeführt oder (im Speculum) eingespritzt. Wenn die Blutung aber eine Folge von Arrosion ist, so tritt sie vielfach, wie (schon) erwähnt, nicht heftig, sondern spärlich und allmählich auf. Deshalb soll man die Plätzchen (Trochisci) Androns oder Pasions oder die des Polyeides [oder des Musa] oder die aus Papier anwenden; derartige Mittel sind auch bei fressenden Geschwüren brauchbar; denn sie machen dem weiteren Zerfall ein Ende und bringen die Blutung zum Stillstand. Man kann sie auch in einer der vorher angegebenen Flüssigkeitsmischungen auflösen.

Zäpfchen gegen Metrorrhagie sind folgendermassen zusammenzusetzen: Pulverisierter Bimstein, Akaziengummi, Galläpfelmark, Manna je eine Drachme; die trockenen Bestandtheile werden mit Schafzungensaft zerrieben; dann das Gelbe von 4 gebackenen Eiern hinzugemischt. Zur Verwendung dient ein Wattebausch (Tampon), der in Rosenöl getaucht und

---

[1]) S. Pagel (2). I. S. 110 u. f. und Gurlt (25). I. S. 428 bis 474.

dann so (in die Scheide) eingeführt wird, eventuell sogar ganz tief hinein bis an den Muttermund.

Oder: Galläpfelmark und Weihrauch, zu gleichen Theilen mit Wasser; oder: Fein zerriebener Buchweizen in Zäpfchenform. Ferner lasse man die Frauen fleissig Sitzbäder nehmen in folgender Abkochung: Binsenspitzen, Myrten-, Rosen-, Bocksdornblätter, von jedem die gleiche Menge; dazu Wasser q. s.

Oder: Cypressenblätter, Granatapfelkelche, Oelbaum- und Brombeerstrauchblätter, zu gleichen Theilen zurechtgeformt.

Als äusserlich anzuwendende wirksame Mittel legt man Umschläge und Pflaster auf, die zusammenziehend wirken; z. B. das aus Palmenmark und Quitten bereitete unter Hinzufügung von Granatblüthen, Akaziengummi, Hypokystis, Alaun u. dergl. Ebenso sind hierbei Leimpflaster passend, sei es das gelbe Pflaster Galens oder das des Ikesios, oder das aus Weiden bereitete; endlich das Harmenidospflaster, das Pallas und das Athene genannte, auf Unterleib und Kreuz aufgelegt.

Kapitel 64.

Fluor bei Frauen (Ausfluss aus den ʼweiblichen Geschlechtstheilen). [Nach den Schriften des Archigenes] [1].

Der sogenannte weibliche Fluor ist ein chronischer Ausfluss aus dem Uterus. Er unterscheidet sich von der Menorrhagie dadurch, dass bei dieser (stets nur) reines Blut abfliesst, während der Fluor ganz verschiedenartig, bald röthlich wie Blutwasser, bald weisslich, wie Graupensuppe ist, nämlich von dem schleimhaltigen Blut her. Manchmal ist er auch blassgelb, bei Anhäufung der bitteren Galle; manchmal auch wässerig, bei Ueberfluss an Lymphe. Alle diese Arten treten vielfach ohne Schmerzen auf; bisweilen jedoch auch mit Schmerzen nach Behandlung eines Geschwürs im Uterus. Doch treten dabei Schwäche und Blässe auf, ferner Appetitmangel gegenüber allen

---

[1] Vergl. Soranos II. cp. XI. und Z. (7). S. 89. Anm.

Speisen, unsagbare Verstimmung und Oedem der Füsse. In manchen Fällen bleibt sogar die (krankhafte) Absonderung bestehen, manchmal in gewissen Pausen. Ferner tritt der röthliche Fluor bei blühenden Frauen auf, während der weisse gewöhnlich bei verblühenden vorkommt. Beide Formen sind, wenn sie in günstigem Alter auftreten, leicht, in ungünstigem schwer heilbar. Bei jedem Fluor öffnet sich der Muttermund und bleibt, gleichsam gähnend, offen. Bei manchen Frauen fällt sogar der Uterus vor (tritt tiefer), sodass er bis an die äusseren weiblichen Geschlechtstheile reicht.

Kapitel 65.

Behandlung der Beschwerden bei röthlichem Ausfluss.

Bei den Frauen, die an röthlichem Ausfluss leiden, soll die erste Untersuchung auf die Wegschaffung des Blutes gerichtet sein; denn dadurch verhindert man nicht allein die Ansammlung der Säfte im Uterus, sondern macht auch die Stockung ungefährlich. Denn viele Nachtheile schliessen sich an, wenn nur durch örtliche Mittel die Entfernung des Blutes und des Flusses bewirkt wird. Manche nämlich werden infolge davon wassersüchtig, andere leiden an nervösen Erkrankungen und werden von räthselhaften Beschwerden an Nabel und Kopf geplagt. Wenn nun nichts im Wege steht, (d. h. wenn kein nennenswerthes Hinderniss vorhanden ist,) soll man etwas Blut abzapfen, zumal wenn das Lebensalter den Aderlass nicht verbietet; denn gewöhnlich leiden, wie (schon) erwähnt, jugendliche Personen am röthlichen Fuor. Der Aderlass (selbst) soll, wie bei den Leuten, die Blut auswerfen, (auf verschiedene Stellen) vertheilt werden, so dass die Ableitung allmählich stattfindet und die Entziehung längere Zeit dauert. Unter Bevorzugung des Aderlasses am Ellbogen soll man auch an der Stirne oder der Nase oder dem Rücken Blut entziehen. Dann soll man die Kranken sich niederlegen lassen und ihnen die Lendengegend mit weichen, nicht erwärmten, auch nicht flockigen Tüchern bedecken, um eine angemessene Abkühlung zu erreichen, natürlich so, dass der Unterleib dabei etwas höher gelagert wird. Ferner sollen die Beine ausgestreckt und zusammen umwickelt werden, um eine Zusammenziehung der Unterleibsorgane zu bewirken. Wenn der (blutige) Fluor sehr reichlich fliesst, muss man Kreuz und Unterleib und selbst die Schamlippen mit in Essigmischung getauchten Schwämmen bedecken; fliesst er nur allmählich und spärlich, mit schmutziger Wolle, die mit Wein und Rosenöl benetzt ist; auch Einwicklungen der Extremitäten muss man hinzufügen. (Alles) dies gilt nicht allein im Beginne der Erkrankung als Hilfsmittel, sondern ist auch in gewissen Krankheitsperioden wirksam, vor der Verschlimmerung und bei der Verschlimmerung selbst. Man soll auch Sitzbäder in einer Abkochung von den Wurzeln der Brombeere und der Myrte, und von Granatapfelschalen und dergleichen anwenden; dazu mag man ab und zu Essig thun, und (die) Sitzbäder bis zum Nabel nehmen lassen. Auch Eingiessungen soll man machen, die adstringierend und langsam abkühlend wirken, z. B. mit dem Saft von Schafzunge, Buchweizen und Wasserlinsen, auch von kydonischen Aepfeln und Mispeln. Sehr wirksam ist auch der Saft des Eisenkrautes. Jedes soll man einzeln mit Rosen- oder Myrtenöl eingiessen lassen. Oder man koche süssen Wein in einer Granatapfelschale auf heisser Asche, giesse ihn durch ein Sieb und lasse ihn warm infundieren. Noch kräftiger wird die Absonderung unterdrückt, wenn man die Asche eines mit flüssigem Pech getränkten, verbrannten Schwammes in ähnlicher Weise einstreuen lässt; ebenso geröstete Hasenhaare. Man pflegt auch eine Leinwandbinde in Alaunlösung zu befeuchten, dann trocknen zu lassen, zu rösten und in ähnlicher Weise zu verwenden; ferner ist Eselinnenmilch, wenn sie zu haben ist, zumal wenn sie von einem Thier auf der Weide stammt, wirksamer als jeder andere Saft, falls der Fluor schmerzhaft ist. Gut ist auch eine Eingiessung von Speltgraupen- oder Gerstengraupenbrühe; auch Rosenöl, für sich allein oder mit Milch, wirkt recht kräftig; ebenso der Saft des Eselsmistes, zumal wenn das Thier auf der Weide ist. Auch Zäpfchen sind bei röthlichem Fluor angebracht, wie sie schon bei der Menorrhagie früher beschrieben sind; doch sollen sie mit einem der eben erwähnten Säfte angefeuchtet werden. . . .

Nach der Entfernung derartiger Mittel soll man die Füsse mit den vorher erwähnten Adstringentien in mässig kühlen oder

lauwarmen Lösungen abwaschen; ferner soll man auch mit einem
der obigen Extracte Eingiessungen in den Uterus machen. Allerdings muss man bei schwächlichen und zarten Frauen die
milderen Mittel anwenden; denn manchmal ziehen sich der
Muttermund und die Gefässe in der Nachbarschaft des Uterus
infolge von Anwendung starker Mittel sehr zusammen und bewirken
Verhärtung und Geschwürsbildung, so dass die Frau nicht mehr
concipieren kann. — Auch die Oberbauchgegend und das Kreuz
soll man mit kühlenden und zusammenziehenden Kataplasmen
behandeln. . . .

Auch Schröpfköpfe helfen dabei, oben am Rücken und an
den Achseln angesetzt. Günstig wirken auch die Tränklein, die
man bei Haemoptoë zu verordnen pflegt; von den einfachen
pontisches Rheum, Stern von Samos, Siegelerde von Lemnos
mit Schafszungensaft und Buchweizen; und ebenso all die übrigen
an der betreffenden Stelle [1]) schon aufgezählten, einfache wie
zusammengesetzte. Auch die Diät soll im ganzen eine ziemlich
stopfende sein, die auch ein wenig mästet; ferner sorge man
für Wassertrinken; nur wenn die Kräfte sinken, kann man auch
eine kräftigere Sorte Wein verordnen. Sobald aber die reichliche Absonderung nachlässt und spärlich wird, soll man an
Stelle der allzu kühlenden und zusammenziehenden Mittel die
mässig wirkenden anwenden, damit nicht eine Entzündung und
Stockung durch Gerinnung eintrete. Schliesslich wende man
auch die blutstillenden Pflaster an, z. B. das aus Weiden bereitete, das des Ikesios und dergl. . . .

Kapitel 66.
Behandlung des Fluor albus.

Bei Fluor albus, sei er eiterähnlich, sei er blass, soll man
im Beginn (wenigstens) nichts dagegen thun, ihn auch nicht
unterdrücken, damit gewisse fremde Stoffe aus dem ganzen Körper
ausgeschieden werden; denn ihr Zurückbleiben wäre schädlich.
Man soll (vielmehr) M i t t e l anwenden, die mässig adstringierend

---

[1]) Lib. VIII., Kap. 53.

und zugleich (auch) abführend zu wirken vermögen. Den eitrigen
Ausfluss muss man beständig mit warmem Wasser abwaschen
oder mit Watte abwischen, damit die Geschlechtstheile nicht
durch die darüberfliessende Flüssigkeitsmenge wund werden;
auch soll man sie mit Rosen- oder Myrtenöl einsalben, oder
reines Wasser ohne Adstringentien verwenden, zumal in der
ersten Zeit wegen der Schärfe des Ausflusses. Ebenso mag
man auch mit Speltgraupenbrei und Reiswasser ausspülen. Gut
wirkt auch Bockshorndekokt mit vielem Lilienöl; denn Lilienöl lässt sich praktischer Weise auch mit den übrigen Extracten
mischen. Die erwähnten Säfte würden noch wirksamer sein,
wenn ein wenig Akaziengummi oder Hypokystissaft oder eine
kleine Dosis eines der anderen vorher beim röthlichen Fluor erwähnten Mittel und statt des Lilienöls Mastix- oder Rebendolden-
öl hinzukäme. Wirksam sind auch die Mistkugeln von Ziegen
mit Weihrauch, Myrrhen, oder Aloe und etwas Essig und Rosenöl; nachdem alles wieder entfernt, wasche man mit herbem
Rothwein ab. Bei sehr übelriechendem Ausfluss wirkt nach der
Verwendung der vorher beschriebenen Mittel noch das sog.
Tetrapharmakos, entweder allein für sich oder mit Rosenöl an-
gemacht; und zwar soll in gewissen Zwischenräumen abge-
wechselt, bald die obigen Mittel, bald das Tetrapharmakos verwendet werden. Ist der Ausfluss dünnflüssig und schmerzhaft,
so verwende man Eigelb mit ein wenig Safran und Rosenöl
oder gebratene Quittenäpfel in ähnlicher Weise, oder lasse ein
Mittel ähnlich wie Linsenbrühe und Schafzungensaft eingiessen. Ist der Ausfluss aber klebrig zäh, wie Hefe, und
schmerzlos, so lasse man Eingiessungen machen mit Abführmitteln [und blutstillenden Mitteln]. Besteht dann nach dem
Abführen noch übelriechender Ausfluss, so gebe man getrost
adstringierende Klystiere. Ist der Unterleib verhärtet, soll man
Eselinnenmilch mit Rosen- oder Lilienöl eingiessen und in
Zäpfchenform einführen; fehlt es an Eselinnenmilch, so genügt
auch Ziegenmilch; am meisten nützt die Milch, wenn das Thier
(gerade) von der Weide kommt. Manchmal muss man auch
der Milch noch Kraftmehl zusetzen, um die Consistenz für die
Einführung (in den Darm) zu erreichen. Sonst wären diejenigen
Zäpfchen und Kataplasmen und dieselben Pflaster anzuwenden,

welche früher beim röthlichen Fluor und bei der profusen Menstruation empfohlen sind.

Das grösste Vertrauen ist jedoch in eine geordnete Lebensweise (Diät) zu setzen, wobei nicht allein die Quantität, sondern auch die Qualität der Nahrungsmittel genau festzustellen wäre. Der Nährstoff sei sowohl nahrhaft, als auch gut temperiert. Ebenso seien auch die schleimigen Getränke, aus Getreide und Milch zubereitet, nicht wässerig und dünn, sondern in guter Consistenz. Wenn sich Gelegenheit bietet, sollen sie mit kretischem Zucker zubereitet werden. Als Fleisch wähle man solches, das austrocknende Kraft besitzt, z. B. das der im Gebirge lebenden Vögel, in zweiter Linie auch das von wilden Thieren. —

Stockt aber der Ausfluss, so hat man sich längere Zeit zu hüten vor raschen Spaziergängen, zahlreichen Einreibungen von Unterleib und Kreuz, auch vor dem Genusse scharfer Speisen, sowie vor erhitzenden, blähenden und harntreibenden Nahrungsmitteln. Auch soll man den Bauch ruhig halten, selten Bäder nehmen und das Anhalten des Athems vermeiden; denn alles dies ruft das Leiden wieder hervor. Dagegen kann man die oberen Körpertheile massieren, jedoch weder gewaltsam noch krampfhaft.

Ferner lasse man Sitzbäder in nicht zu kühlem Wasser nehmen; von den Zäpfchen sind die stark wirksamen und giftigen zu meiden; nach dem Sitzbade aber ist ein Zäpfchen mit Rosenöl einzuführen. Während der Behandlung selbst sollen die Frauen auch die Getränke zu sich nehmen, die früher bei der Haemoptoë beschrieben sind. . . .

Ein anderes Mittel der Aspasia für solche Frauen, deren Scheide besonders feucht ist, und die deshalb oft steril bleiben: Man lasse Galläpfel 8 Tage lang in Wasser ziehen, nehme dann zarte reine Wolle, feuchte sie in dem Galläpfelwasser an, drücke sie nicht aus, (sondern) lasse sie trocken werden und lege sie als Zäpfchen ein; dann wird die Frau wie ein Virgo werden. Diese Behandlung muss wiederholt angewendet werden. Oder: Man zerstosse Sauerampfersamen mit wenig Wasser; wenn er frisch ist, auch allein, und lasse ihn als Zäpfchen einführen. Auch dann wird die Frau wie eine Virgo werden.

Kapitel 67.

Krampf des Uterus. (Uteruskolik. Hysterischer Anfall.)[1]

Der uterine Krampf nimmt seinen Anfang von unten her
vom Uterus aus, doch zieht er die darüber liegenden Körpertheile, zumal die wichtigsten (Organe), in Mitleidenschaft, nämlich durch die Arterien das Herz, durch die Häute des Rücken-
markes und die in ihm wurzelnden Nerven das Gehirn und durch die
Venen die Leber. Es scheint ferner ein Empordringen des ganzen
Uterus gegen die oberen Organe vorzukommen (Globus hystericus).

Es zeigt sich (nun) bei solchen Kranken, wenn der Krampfan- Symptome.
fall nahe ist, eine traurige, geistige Trägheit, wie nach einem Schlag-
anfall, Aengstlichkeit bei jedem Thun, Schwäche der Glieder, Blässe
des Gesichts, matter Blick. Tritt dann plötzlich der Krampf auf, so
werden sie gefühllos und starr und bekommen einen kleinen und
sehr schwachen Puls; bisweilen setzt der Puls auch vollständig
aus. Manchmal bleibt nicht einmal die Athmung fühlbar; natürlich ist die Grösse der Ursache entsprechend verschieden. Wer
dann erkennen will, ob noch eine kurze (leise) Athmung vor- Diagnose.
handen ist, der mag gekrempelte Wolle unter die Nase halten;
dann zeigt sich an der entstehenden Bewegung, dass die Ein-
und Ausathmung durch die Nase noch erhalten ist. Manche
stellen eine flache Schaale voll Wasser in der Magengrube auf,
um zu beobachten, ob das Wasser in Bewegung gerathen wird;
diese wissen jedoch nicht, dass wenn auch die Athmung durch
Mund und Nase bisweilen nicht mehr vorhanden ist, doch dieselbe durch die im ganzen Körper vorhandenen Gefässe bewirkt
wird; ebenso wie man es bei den giftigen Thieren vor sich
gehen sieht, die in Höhlen ihren Winterschlaf halten. Denn die
giftigen Thiere, ich meine die Gattung Schlangen, liegen den
ganzen Winter hindurch todtenähnlich in ihren Höhlen und athmen
nur durch die im ganzen Körper vorhandenen Gefässe. So geht
es nun auch bei dem hysterischen Anfall, dass, nachdem der
ganze Körper kühl geworden, die eine Athmung durch den
Mund nicht vollständig und die andere durch die Gefässe im

---

[1] Vergleiche L. (8) S. 111. Anm. und W. (4). S. 92—100 und F. (9) S.
245. — S. a. S o r a n o s II. Kap. 4. C o r n a r i u s übersetzt ὑστερικὴ πνίξ mit
strangulatio uteri.

ganzen Körper vollzogen wird. Auch kann die Athmung durch Mund und Nase so unbedeutend und schwach sein, dass sie der Wahrnehmung entgeht.

Symptome
nach dem
Anfall. Derartige Kranke fallen (nun) dann in tiefen Schlaf und verlieren Stimme, Gefühl und Bewegungsfähigkeit. Dann beim Nachlassen der Ursache beginnt sich der Körper zu strecken, und die Wangen sich zu röthen; dann öffnen sich die Kiefer, und die Augen heben sich (noch) äusserst schwer. Will die Kranke sich dann wieder frei erheben, so rinnt aus den (weiblichen) Genitalien bei der Berührung Feuchtigkeit hervor, ein Kollern der Eingeweide tritt auf, und der Uterus selbst giebt ein wenig nach (fühlt sich weniger gespannt an). Dann bekommen die Kranken auch das Bewusstsein und Gefühl wieder und werden wieder Herr über ihre Bewegungen.

Die Krankheit tritt zwar jederzeit auf, ganz besonders aber im Winter und im Herbst, und häufiger bei jugendlichen und leicht zum Beischlaf geneigten (geilen) sterilen Frauen, zumal wenn sie infolge der Anwendung von Medicamenten steril geblieben sind.

Ferner ruft eine Erkältung (des Uterus) bei der Periode die Krankheit hervor; manchmal führt dieselbe auch zu unangenehmen Aborten; und will man eine Blutung aus dem Uterus kurzer Hand unterdrücken, so ruft man die Krankheit hervor. Auch durch die Behandlung kann sich die Krankheit, wie Epilepsie, in die Länge ziehen.

Das Leiden überhaupt s c h e i n t ungefährlich (nicht lebensgefährlich) zu sein, macht jedoch jeden einzelnen Anfall zu einer acuten Gefahr, weil es nicht nur am selben Tage, sondern schon in wenigen Stunden zum Tode führen kann; da der Puls, der früher, wie bei Gesunden, voll und regelmässig war, unregelmässig wird, und etwas kühle Feuchtigkeit die Haut nass macht, während die Athmung anfangs schwach wird, nachher aber vollständig aussetzt.

Aetiologie. Auch ist diese Krankheit eine Erkältung, die ziemlich viel Blähungen macht, (aber) nicht, wie S o r a n o s meinte, eine Entzündung. Denn das allmählich angesammelte Sperma, das nicht ausgeschieden wird und sich abkühlt, giebt die Erkältung an Herz und Gehirn weiter, und diese wichtigen Organe rufen, wenn sie sich abkühlen, die vorher erwähnten Symptome hervor. Auch ich sah eine Frau, die von dieser Krankheit befallen war, und während die Hebamme entspannende (abführende) und wohlriechende Hilfsmittel anwendete und die Scheide tief drinnen mit den Fingern rieb, traten infolge der durch die Mittel bewirkten Erwärmung, wie auch durch die Berührung mit den Fingern Contractionen auf mit Schmerz zugleich und Lust. Dabei entleerte sich viel dickes, zähes Sperma, und die Frau wurde von ihren anhaltenden Beschwerden befreit. Es ist auch garnicht wunderbar, dass durch eine so unbedeutende Menge derartige Symptome entstehen, wie ja auch Gifte in ganz kleinen Gaben, auch das Gift der Reptilien, viel grösseren Schaden anrichten, selbst wenn nur eine einzige (kleine) Giftmenge durch die enge Oeffnung (des Bisses) eindringt. Ebenso ist es durchaus nicht widersinnig, (zu behaupten,) dass verdorbenes Sperma oder Menstrualblut in ähnlichem Zustande, zurückgehalten und verfault, schwere Erscheinungen hervorrufen. Als Beweis dafür diene der Befund bei den tollen Hunden. Denn bei diesen findet sich eine so grosse Verschlechterung der Säfte, dass (schon) allein der Geifer, wenn er an einen menschlichen Körper kommt, Hundswut hervorrufen kann. Entsprechend der Quantität und Qualität des angesammelten Spermas und Menstrualbluts treten nun die Symptome bald in dieser, bald in jener Form auf. Denn wenn die schädliche Ursache im Stande ist, den ganzen Körper abzukühlen, wird man so leblos, dass weder fühlbare Athmung, noch Pulsation der Gefässe vorhanden ist. Sind aber dicke und scharfe Säfte schuld, so treten Krämpfe auf; ist ziemlich viel schwarze Galle vorhanden, so schliesst sich Schwermuth an. Ferner treten Ohnmachten auf im Anschluss an die Verschlimmerung des Zustandes.

Bei den Anfällen selbst muss man nun die Extremitäten Therapie. umwickeln und festbinden, dann die Füsse kräftig einreiben und ebenso die Waden und Oberschenkel; ferner soll man der Nase Riechmittel zuführen, wie Bibergeil in Essig gelöst, auch die Nase damit einsalben; ebenso Galbanumharz oder Sagapenum, ferner recht scharfen Essig, in welchem Polei, Pfefferminze oder Thymian abgekocht sind, oder auch Bergminze, Wiesenalant und andere starke Kräuter.

Diese Mittel sind im Stande, die zum Gehirn aufsteigenden dicken Dünste und Säfte zu zertheilen und zu verdünnen und zugleich die Abkühlung auszugleichen, auch die Brust und die Lunge und die Organe in der Magengegend zu entlasten. Ferner soll man derartigen, erwärmten Essig unter die Nase halten und Niesen zu erregen suchen durch Bibergeil, Pfeffer und Seifenkraut, wie auch durch einen Sondenknopf, den man in die Nase führt; ebenso muss man den Mund öffnen und mit dem Zeigefinger einen Druck ausüben, um einen Brechreiz auszulösen; ferner kann man Räucherwerk unter die Nase halten, wie Bibergeil, Judenpech, Galbanumharz, Weihrauch. Auch dem Uterus soll man wohlriechende Mittel zuführen; die im Stande sind, die Spannung zu lösen, zu erwärmen und Gase zu entfernen, z. B. das sogen. Enneapharmakon und dergleichen bei „Verhärtung des Uterus" beschriebene Mittel, die in Majoranöl, Most, Iris- oder Alkannaöl, oder in dem sogen. wohlriechend gemachten Myrtensaft gelöst werden; dazu fügt man ein wenig Raute und Kümmel.

Es empfiehlt sich, dass die Hebamme derartige Mittel mit den Fingern bis zum Muttermund einführt und sachte und längere Zeit (die Scheide) damit einreibt, damit durch den Reiz das in den Spermaticalgefässen liegen gebliebene dicke Sperma in Bewegung komme und einigermassen erwärmt ausgeschieden werde. Auch in den Uterus selbst kann man mit Hilfe eines Speculums Majoranöl oder Most oder Betelbalsam erwärmt eingiessen; auch in den After mag man Zäpfchen aus Raute, Kümmel, Natron und Honig einführen, und die früher erwähnten Balsamsäfte mit Butter anwenden lassen. Auch Schröpfköpfe muss man in der Leistengegend und an den Oberschenkeln setzen lassen, dann auch rings um den Nabel herum in der Mitte des Leibes und zu beiden Seiten mit starkem Zug ohne Verwundung. Ausserdem muss man gleichzeitig die Kranke mit recht rauher Stimme anschreien und mit gewohnter Anrede bei Namen rufen. Auch soll man die Kranken in eine Abkochung von Lorbeer, Blättern wie Früchten, Polei, Pfefferminze, Andorn, Beifuss, Wiesenalant, Sabina, Tausendgüldenkraut, Bergminze, Majoran, Bockshorn, Althäa, Kamille, Osterlucei, Iris und Quendel setzen. Jedoch hat man im Augenblicke des Hineinsetzens dafür Sorge zu tragen, dass der Kopf mit Rosenöl und Essig benetzt wird; in dem Essig soll vorher Quendel und Bärwurzel abgekocht werden, einige Male kann auch noch Bibergeil oder Raute oder Lorbeer hinzugefügt werden. Auch die früher erwähnten Riechmittel soll man unaufhörlich zur Nase führen, besonders Bibergeil mit Essig. Den Unterleib umschnüre man fest mit einer Binde und drücke mit flacher Hand auf die Magengrube. Solange der Anfall anhält, haben die Kranken zu fasten; diejenigen, deren Zustand sich nach Aufnahme von Nahrung verschlimmert, müssen zum Erbrechen gezwungen werden. Denn Erbrechen erleichtert alle (Menschen), zumal die, welche sich den Magen verdorben haben.

Am dritten Tage setze man (wieder) Schröpfköpfe an Unterleib und Kreuz an und skarificiere die Geschlechtstheile und kühle die Risse mit Salz ab. Will man sich dieser Mittel enthalten, so mag man sich zum Bibergeiltränklein wenden. Denn dieses, fleissig eingenommen, befreit oft von der Erkrankung. Man soll das Bibergeil bald mit Beifussdekokt, bald mit Honigmischung, etwa eine Drachme täglich, einnehmen lassen; recht wirksam ist es auch, Erdharz, etwa ein Skrupel, mit dem Bibergeil zu vermischen; ausserdem als drittes noch Meerzwiebelessig, ebenfalls fleissig zu trinken. Derartig müsste also die Behandlung bei den Anfällen und Verschlimmerungen sein.

Dauert jedoch das Leiden länger, so hat man die Behandlung meistens mit einem Aderlass zu beginnen, besonders bei den Fällen von Suppressio mensium; darauf lässt man abführen. Am wirksamsten ist dabei das Koloquinthengeheimmittel; jedoch ist bei Frauen und bei Unterleibsleiden das treffliche Aloëmittel, das sog. bittere, noch zweckmässiger. Man nimmt dazu 100 Drachmen Aloë; Haselwurz, Safran, Zimmt, Mastix, Spikanard und Balsambaumholz je 6 Drachmen. Das Mittel wird trocken und fein zerrieben aufbewahrt. Zur Verwendung bei festem, regelmässigem Stuhlgang muss man 4 Drachmen davon mit 6 Bechern Honigmischung nehmen. Bei wiederholter und langsamer Darmentleerung nimmt man täglich 2 Drachmen in drei Bechern Honigmischung. So stärkt man den Magen, hebt die Kräfte und beseitigt die Krankheit.

Jedoch muss man nach der Behandlung das gewohnte Mittel nicht plötzlich aussetzen, sondern nur die Dosis allmählich verringern. Nach der Ausleerung sollen wieder Schröpfköpfe gesetzt werden, die zwar nicht drücken sollen, aber gehörig brennen und ordentlich ziehen müssen; manchmal ist auch Skarifikation am Platze, um Gelegenheit zum Einreiben mit Salzen zu geben; die Wunden muss man dann mit Alkannabalsam zum Vernarben bringen. Später muss man noch ein erweichendes Pflaster auf die ganze Oberbauchgegend legen, etwa das aus Samen bereitete, das früher bei den Erkrankungen der Milz beschrieben ist (cfr. Lib. 10, Kap. 9), anfangs mit Wachsbalsam vermischt; später entfernt man das Wachs allmählich und legt es für sich allein auf, bis Blasen, ähnlich den Aknepusteln, auf der Haut hervorgerufen werden. Sobald diese wieder durch weisses Pflaster oder irgend ein bei Verbrennungen wirksames Mittel zur Eintrocknung gebracht sind, ist Zeit zum Ausziehen der Haare mittels der Pechmütze, Auflegen der Senfteige und ebenso zur Anwendung der sog. Akopa[1]), die aus Wolfsmilch, Brennkraut, Rohrsalz und Pfeffer gemacht werden.

Zu den wichtigen Hilfsmitteln gehört ferner eine in jeder Hinsicht (vernünftige) Lebensweise: Spaziergänge in der Frühe, Fahrten im Wagen oder zu Schiffe, oder Eselreiten. Nach dieser Thätigkeit ist lautes Declamieren[2]) vortheilhaft und Vorlesen mit Gesang, lauter Stimme und gutem Ausdruck; und nach einer reichlichen Pause Salbungen, Einreibungen und Leibesübungen, wie sie sich für Frauen schicken. Ein Bad verordne man selten und nur der Reinlichkeit halber, nur zwei- oder dreimal bei derselben Kur, um die Erkrankung gewaltsam zu brechen. Dagegen dient als letztes Heilmittel der Gebrauch der natürlichen Brunnen, anfangs der Thermen, später der kalten Wässer.

Prophylaxe. Nachdem die Krankheit überstanden ist, soll die Frau keineswegs ohne Behandlung bleiben, sondern schon der Prophylaxe wegen in gewissen Zwischenräumen, besonders zu verdächtigen Zeiten, die früher erwähnten Sitzbäder nehmen, und fleissig Ausspülungen machen mit Salbei-, Polei- und Bingelkrautdekokten. Ueberdies kann sie Zäpfchen einführen von

---

[1]) Mittel gegen Müdigkeit. Kr. (16) S. 15.
[2]) S. hierzu die ausführl. Anm. bei L. (8) S. 100.

denen, die zu erwärmen und zu lindern vermögen, zumal nach den Bädern. Die Hauptsache bleibt, dafür zu sorgen, dass die Regel pünktlich und regelmässig verläuft, und dass der geschlechtliche Verkehr geregelt bleibt.

Der Philosoph[1] spricht sich über die Behandlung einer Frau, die vom hysterischen Krampf befallen wird, folgendermassen aus: Nach vergeblicher Anwendung aller der vielen Mittel soll man runde Knäule, wie sie Frauen beim Weben brauchen, in erwärmtes Dillöl tauchen, dann ausdrücken und ziemlich trocken einlegen. Hat man dann zwei siedend heiss gemachte Knäule in Bereitschaft, so legt man (abwechselnd) eins nach dem andern ein, damit der Leib nicht kalt wird. Wenn man dies lange Zeit fortsetzt, beseitigt man die Schmerzen; schliesslich legt man noch Spinnensalbe auf die Nabelgegend.

Ein anderes Mittel bei hysterischen Krämpfen und Schmerzen: Die Schaale einer Land- oder Seeschildkröte verarbeite man zu Zäpfchen und lege sie getrost ein; das ist nicht zu stark wirksam.

Kapitel 68.

Beispiele für die Herstellung von Zäpfchen gegen hysterische Krämpfe (nach den Schriften des Philagrios).[2]

— — — — — — — — — — — — — — — —

(Ich gebe der Kürze halber wieder nur die Ueberschriften, da die sich oft wiederholenden Einzelheiten nur pharmakologisches Interesse bieten; alles klinische ist übersetzt.)

Herstellung von Salben für die vorliegende Krankheit (nach Philagrios.)

— — — — — — — — — — — — — — — —

Noch eine andere Salbe für dieselbe Krankheit.

— — — — — — — — — — — — — — — —

Räuchermittel für den Uterus.

— — — — — — — — — — — — — — — —

---

[1] Aristoteles s. v.
[2] S. b. Wellmann (4) S. 63. Anm. u. Gurlt (25) I S. 493.

Heilsame Tränklein für obiges Leiden
(nach Philagrios.)

Wissenschaftliche Anwendung der vorher angegebenen Heilmittel.

Bei schwangeren Frauen, die von Athemnoth befallen werden, soll man äusserliche Mittel vorziehen, die der Körperconstitution entsprechen; dagegen sind innerliche Mittel wie Medicamente, Eingiessungen, Zäpfchen durchaus verwerflich, wie auch Klystiere und Aderlässe. Denn bei jedem dieser Mittel besteht Gefahr, dass Abort eintritt. Ueberdies hat man daran zu denken, dass bei allen den Frauen, die weder an Spannungen noch an Lageveränderungen des Uterus leiden, kräftige Arzneien am Platze sind, die nothwendiger Weise die Feuchtigkeit und Trockenheit des ganzen Körpers berücksichtigen; ferner, dass bei solchen Frauen, die einen zarten und schwächlichen Körper haben, mehr schwache, bei den in entgegengesetztem Zustande befindlichen mehr starke Mittel anzuwenden sind; ebenso bei jungen die einfacheren, bei älteren die wirksameren; ferner bei solchen, die infolge Anhäufung von Blähungen eine ′ merkbare Ausdehnung des ganzen Körpers besitzen, soll man vorher solche Mittel verordnen, die keine Blähungen verursachen. Ebenso bei solchen, die ein Gefühl von Schwere haben, mehr erleichternde und verdünnende Mittel; bei denen, die die Schärfe (der Säfte) spüren, Mittel mit mildernder Wirkung. — Ist aber eine Lageveränderung oder Spannung oder Entzündung am Uterus vorhanden, so sind lauter ziemlich harmlose Mittel anzuwenden. Denn die allzu kräftig wirkenden verschlimmern die Krankheit und unterdrücken die Absonderung des Spermas, während die der Beschaffenheit des kranken Leibes mehr entsprechenden Mittel sowohl die Heilung fördern, als auch die Ausscheidung des Spermas unterstützen.

Kapitel 69.

Samenfluss.[1] (Spermatorrhoe, Pollutionen) (nach Soranos).[2]

Gleich den Männern leiden auch (die) Frauen an Samenfluss. Man versteht darunter eine (krankhafte) Ausscheidung von Sperma ohne geschlechtliche Erregung und Spannung; denn der Uterus bleibt schlaff und weich. Im weiteren Gefolge (dieser Erkrankung) treten allgemeine Schwäche und Abmagerung ein; denn alle Säfte fliessen allmählich aus dem Körper nach dem Uterus hin, wobei sie an den Geschlechtstheilen eine kleine Veränderung erleiden, wie die Thränen bei den Augenkranken.

Das Uebel pflegt chronisch zu werden; deshalb muss man Behandlung. ihm gleich, solange es noch acut ist, wie bei den Krämpfen, entgegentreten durch Verordnung von Mitteln, die mildernd und langsam adstringierend wirken, wie Dekokte von Rosen, Myrten, Scilla, Brombeeren und dergl. Ferner soll man den Unterleib und die Leistengegend mit Akaziengummi und Hypokystissaft, mit herbem Wein gemischt, und mit ähnlichen Medicamenten einreiben und die aus Palmenmark, Quitten und Myrtensaft bereiteten Pflaster und Wachsbalsam anwenden. Auch eine breite und dünne Bleiplatte soll man aufs Kreuz legen, und die Unterlage soll rauh sein. Ferner muss man Brechmittel sowohl nach dem Essen, als auch besonders auf nüchternen Magen verordnen, ausserdem Turnübungen für den Oberkörper und längeres Massieren; jedoch darf man die kranken Theile nicht einsalben, auch nicht erwärmen. Als Getränk reiche man nur eine Drachme im Schatten getrockneter Judenkirschenwurzel mit Wasser, oder ebensoviel Mönchspfeffersamen, Hanf- oder Rautensamen. Die Kost sei weder flüssig (dünn), noch breiig, noch Prophylaxe. zur Spermabereitung geeignet, sondern durchaus reizlos und vorwiegend trocken; drum nehme man etwas gebratenes Geflügel und recht wenig gelben (sauren) Wein. Zu vermeiden ist ferner

---

[1] περὶ γονοῤῥοίας Σωρανοῦ. — Doch deckt sich der moderne Ausdruck „Gonorrhoe" nicht mit dem hier beschriebenen Krankheitsbilde. S. bei 2).

[2] Soranos II. Kap. 12. — L. (8). S. 127 u. 128, s. a. d. Anm. über Gonorhoe.

durchaus alles andere, was geschlechtliche Erregung herbeiführen könnte, z. B. das Betrachten von Bildern mit schönen Gestalten oder Gespräche über geschlechtlichen Umgang; sondern man soll eine strenge Lebensweise einhalten, nur ernste Bücher lesen, nur keusche Gespräche führen.

Hält das Leiden längere Zeit an, so lasse man die Kranken fleissig turnen, gehörig schwitzen, massiere sie tüchtig und lasse sie kalt baden, ferner Unterleib und Kreuz ordentlich mit Rosenöl einsalben. Endlich sind noch alle die Mittel anzuwenden, die schon früher bei der Spermatorrhoe und den Pollutionen der Männer angegeben sind[1]).

Kapitel 70.

Atonia uteri (Mala involutio) (nach Soranos).[2])

Ebenso wie bei den anderen Organen des Körpers tritt auch beim Uterus manchmal Atonie auf. Dabei zeigen sich Symptome. folgende Symptome: Abscheu vor geschlechtlichem Umgang, Abgang von Gasen, profuse Menses, die 2 oder 3 Mal im Monat unregelmässig auftreten und dunkel und wässerig sind. Das ejaculierte Sperma des Mannes wird nicht zurückgehalten, sondern fliesst nach dem Coitus wieder ab, bei manchen Frauen sofort, bei anderen erst nach einigen Tagen. Manche Frauen abortieren ungefähr im dritten Schwangerschaftsmonat; andere tragen zwar aus, bringen aber nur atrophische und recht schwächliche Kinder zur Welt. Zur Zeit der Regel tritt ein Gefühl von Schwere in Leib, Kreuz und Schenkeln auf; dazu tritt eine Magenverstimmung, und infolge davon entstehen manchmal Wahnvorstellungen, weil die Gase zum Kopfe aufsteigen. Dieselben Symptome finden sich auch bei den hysterischen Krämpfen. Bisweilen befällt die Kranken auch Trübsinn und Tobsucht.

Die Krankheit tritt auf im Anschluss an rasch aufeinander folgende Entbindungen und Ausziehungen (Ausdehnungen) des Uterus, zumal wenn es sich um grosse Früchte handelt.

---

1) Lib. XI. Kap. 33.
2) cfr. Soranos. II. Kap. 13. L. S. 128.

Die **Therapie** muss ihr Augenmerk darauf richten, durch Therapie. Stärkungsmittel die kranken Organe zu kräftigen. Daher soll man adstringierende, lauwarm sich anfühlende Sitzbäder verordnen; ferner soll man Eingiessungen in den Uterus machen lassen mit lauwarmem Rosen-, Narcissen-, Quitten- oder Lilienöl und dergleichen, ebenso Unterleib und Kreuz damit einsalben. Ferner muss man den ganzen Körper fleissig massieren und die Frauen passende Turnübungen machen lassen. Die Kost sei spärlich, aber fleischreich und etwas sauer, ebenso gebe man ziemlich herben, gelben Wein zu trinken, und zwar nur in ganz geringer Menge. Denn der Durst ist bei dieser Erkrankung förderlicher. Zu vermeiden sind jedoch alle aus Milch oder Käse hergestellten Gerichte; ferner jedes Abführen und Durchfall.

Kapitel 71.

Paralysis uteri (Lähmung des Uterus) (nach Soranos). [1]

Die Uterusparalyse tritt meist nach wiederholten Aborten Diagnose. auf, jedoch oft auch aus andern Ursachen. Dabei zeigt sich Abneigung der Kranken gegen geschlechtlichen Verkehr und Abkühlung des Muttermundes; dieser ist sehr dick, klebrig und gleichsam runzelig. Die Cervix ist meist aufgelockert und gefühllos. Manchmal tritt auch vollständige Suppressio mensium auf, manchmal nur Dysmenorrhoe. Bei der Cohabitation wird das Sperma überhaupt nicht in das Corpus uteri geschleudert, oder es fliesst wie von einer leblosen Stelle [2] sofort wieder ab. Bisweilen findet dem Zustande entsprechend die Entleerung von Harn und Koth unwillkürlich statt.

Die **Therapie** ist dieselbe, wie sie früher bei der Me- Therapie. norrhagie beschrieben ist (cfr. Kap. 63); also fleissiges Einnehmen von Bibergeil, Einlegen von erwärmenden Zäpfchen und Gebrauch von Ausspülungen und Salben.

---

[1] cfr. Soranos II. Kap. 14. L. S. 130.
[2] L. übersetzt „aus e. todten Höhle".

Kapitel 72.

Prolapsus uteri (Gebärmuttervorfall) (nach Soranos).[1]

Gebärmuttervorfall nennt man eine Verlagerung, bei welcher der Uterus (und seine Umgebung) herauszutreten droht[2]. Der Uterus löst sich ja nicht, wie manche glauben, aus seinen Ligamenten (seiner Umgebung) und fällt vollständig heraus; denn wenn ein derartiges Herausfallen stattfände, könnte man ihn nicht reponieren. Das vorfallende Stück ist einem Straussenei ähnlich, bald etwas grösser, bald etwas kleiner, entsprechend der Gewalt, die die Verlagerung bewirkt.

Aetiologie. Der Vorfall entsteht seltsamer Weise durch mehrere Ursachen. Denn wenn eine Frau von einer Höhe (oben) herunterfällt und sich dabei auf ihr Gesäss setzt, erkrankt sie an diesem Uebel, weil gewisse Ligamente, die den Uterus mit seinen Nachbarorganen verbinden, dabei zerreissen und überdehnt werden. Ferner entsteht ein Prolaps (auch leicht) bei gewaltsamem Herausholen der Nachgeburtstheile, was meistens bei sog. Fehlgeburten zutrifft. Ebenso ruft ungeschickte Extraction der Frucht dies Leiden hervor, ferner Zurückhaltung von Gasen (Meteorismus), schweres Heben, Schlagen und Stossen (gegen den Unterleib); bisweilen auch eine Ansammlung reichlicher und zäher Flüssigkeitsmengen, ferner wenn die zum Fundus uteri ziehenden Ligamente durch häufige Geburten[3] schlaff und locker geworden sind. Auch infolge psychischer Erkrankung tritt Vorfall auf; denn wenn Frauen durch drohenden Verlust ihrer Kinder oder das Nahen eines feindlichen Heeres erschreckt oder auf dem Meere von heftigem Sturme überrascht werden, löst sich der ganze Zusammenhang des Körpers, sodass auch der Uterus herausgleitet und vorfällt. Es kommt auch vor, dass das Leiden ohne einen solchen Grund eintritt, wenn die Organe schwäch-

---

[1] Soran, II. Kap. 31. L. S. 148. s. a. d. Anm. — und Gurlt (25) I. S. 402.

[2] L (8) übersetzt „das erste Stadium (ἀπειλή) der Inversion".

[3] In der Uebersetzung von τῇ πολλῇ ἐπιτέγξει weiche ich hier von der Uebersetzung L.s: „durch die dauernde Befeuchtung" und von der Erklärung Z.s (S. 109. Anm.) = humectatio bewusst ab; auch Cornarius (6) übersetzt S. 1002: ob partuum frequentiam, was doch sinngemässer.

lich und die den Uterus festhaltenden Ligamente und Muskeln locker und ohne Spannung sind, wie es bei Frauen in reiferem Alter vorkommt.

Im Beginn der Erkrankung tritt (nun) zuerst ein stärkerer Abgang von Blut auf, dann auch Schmerzen in den Weichen, im Kreuz, im Leib und in der Schamgegend, ferner die Besorgnis, dass den abgekühlten Organen ein Krampf drohe. Dauert der Zustand länger und schrumpfen die (erkrankten) Theile zusammen, so verschwindet diese Furcht (vor krampfhafter Zusammenziehung derselben) und auch der Schmerz. [Drum wird es nöthig sein, solange die Erkrankung noch frisch entstanden ist, den Versuch zu machen, den Uterus aufzuhalten.] Denn im Anfang gelingt die Reposition noch leicht und der reponierte Uterus bleibt drin, zumal wenn es sich um jugendliche Organe handelt. Bei älteren Personen lässt sich zwar der Uterus reponieren, fällt aber (bei nächster Gelegenheit) leicht wieder vor.

Sind Kothmassen im Rectum, muss man sie durch ein Klystier fortschaffen, ebenso die Blase wenn sie Harn enthält, mittels Katheters entleeren. [Es kommt nämlich überaus häufig vor, dass diese Excremente zurückgehalten werden, weil der Uterus, der doch mitten zwischen Blase und Mastdarm liegt, während des Vorfalls die natürlichen Ausscheidungen verhindert, da er die Organe einpresst, die äusseren Geschlechtstheile verengt und (überhaupt) im Wege ist; infolgedessen kann er auch beim Hinaufschieben (ohne Entleerung der Organe) nicht reponiert werden.]

Hierauf bringe man die Kranke in Rückenlage mit etwas erhöhtem Becken, gebogenen Knieen und gespreizten Beinen. Dann begiesse man den prolabierten Theil des Uterus längere Zeit mit lauwarmem Oel [oder Butter oder mit einer Abkochung von Mangold, Malve, Althäa, Bockshorn, Leinsamen und dergleichen], und forme aus Wolle einen Zopf (Propf, Knäuel, Tampon), der an Gestalt und Dicke der weiblichen Scheide entspricht; dann umwickle man den Zopf aussen mit ganz gleichmässiger und sehr sauberer Leinewand, tauche ihn in Akaziengummi oder Hypokystissaft, der mit Wein versetzt ist, halte ihn vor den Uterus und schiebe damit alles Vorgefallene sachte gleitend, langsam in die Höhe, bis der Uterus wieder an seine

richtige Stelle gelangt und die Hauptmasse der Wolle in der
Scheide, d. h. in der Scham liegt. Dann lege man aussen noch
in herben Wein getauchte Wattetampons vor, bedecke den
ganzen Unterleib mit in Essigmischung getränkten Schwämmen
oder Wattebäuschen und binde diese fest; schliesslich lasse man
die Frau die Beine ausstrecken, sodass eins über dem anderen
liegt. Hierauf muss man noch Schröpfköpfe mit ziemlich starkem
Zuge in der Nabelgegend zu beiden Seiten des Leibes ansetzen
und starke Riechmittel der Nase fleissig zuführen.

Nach drei Tagen, wenn die Wolle noch in der Scheide
liegt, soll die Frau ein Sitzbad nehmen in dunklem, herbem,
etwas erwärmtem Wein oder in einem Dekokt von Brombeeren,
Myrten, Scilla oder Granatapfelschalen. Nach dem Sitzbade
wird die Patientin wieder in Rückenlage mit erhöhtem Steiss
gebracht; dann soll die eingelegte Watte herausgenommen und
neue, mit demselben Mittel getränkte eingelegt werden. Ferner
muss man auf das Epigastrium Kataplasmen aus Palmenmark,
Gerstenmehl, Linsen und Granatapfelschalen mit Sauerhonig
legen. Ebenso verfahre man jeden dritten Tag bis zum Ende
der Behandlung.

Die Kranken, bei denen wiederholt Prolaps auftritt, muss
man erst noch mit warmen Essigmischungen sich abwaschen
und längere Zeit Sitzbäder in solchen nehmen lassen; darauf
das oben angegebene Verfahren anwenden. Bisweilen wird man
wegen der Empfindlichkeit der Geschlechtstheile auf den Essig
verzichten müssen und (dafür) die schwarze Erde, die man in
der Linse findet, nehmen, in warmem Wasser auflösen und
längere Zeit damit bähen. Das hilft (auch) sehr. Nach der
Bähung wandte ich dann das vorher beschriebene Verfahren an.

Wenn der Uterus wegen der Zähigkeit der Säfte nur mit
erheblicher Mühe sich reponieren lässt, soll man gebrannten
Weinstein, Natron oder Kalklauge beimischen und die Geschlechtstheile sachte damit einreiben und sie mit adstringierenden Substanzen oder einer Aufschwemmung der (oft) erwähnten Erde
bähen. Ferner soll man das vorgefallene Organ mit einer
Mischung von Bleiwasser und Myrten- oder Quittenöl oder
Adstringentien in gleicher Weise bestreichen und es dann, wie
oben beschrieben, in die Scheide zurückbringen. Auch muss

man die Kranken ringsherum überall zudecken und dann unten
mit widrig riechenden Mitteln räuchern, der Nase jedoch wohlriechende Substanzen zuführen, dabei saftreiche, wohlschmeckende
Kost in mässiger Menge reichen, und süssduftenden, leichten
Wein.

Sollte aber das vorgefallene Organ längere Zeit irreponibel
geblieben und infolge von Nachlässigkeit durch die Benetzung
mit Urin und Koth brandig geworden sein, so muss es durch
Schneiden, Abbinden, oder Brennen entfernt werden, was ohne
Gefahr geschehen kann. Denn man erzählt von einer Frau,
welcher der brandig gewordene Uterus vollständig entfernt wurde,
und die doch am Leben geblieben ist.

Kapitel 73.

Lateroflexio, Retroflexio und Retropositio (Elevatio) uteri [1]) (nach Aspasia).

Beim Ausbleiben der Periode tritt bei den Frauen ein
Füllungszustand der nach dem Uterus laufenden Gefässe, Venen
und Arterien, ein; denn das Blut gelangt zwar bis zum Uterus,
fliesst aber nicht hinein; theils weil das ganze Blut selbst zu
dick ist, theils weil es die Mündungen der Gefässe verstopft.
Manchmal sind die Mündungen selbst verschlossen und hindern
den Eintritt, so dass das in den Adern gestaute Blut diese ausdehnt
und die benachbarten Ligamente des Uterus durchtränkt; durch
die dauernde Spannung dieser Ligamente wird der Uterus mit
seinen Gefässen in die Höhe gezogen. Wenn nun mit gleicher
Stärke von beiden Seiten Druck und Zug stattfindet, (von allen
Seiten, ohne abzubiegen), so entsteht nur eine Stellungsänderung
des Uterus, sei es Ante-, sei es Retropositio uteri. Wenn aber
Druck und Zug ungleich, mehr nach einer Seite hin stattfindet,
neigt sich der Uterus nach der Seite des stärkeren Zuges, da
die Organe entsprechend der Verschiebung oder Verziehung die
Gefässe mit Blut füllen; wenn nämlich die Milz drückt, tritt

---

[1]) Cfr. Soran. II. Kap. 15. L. (8). S. 130 u. 131.

eine Verschiebung nach links, wenn die Leber, eine solche nach rechts ein, je nachdem ihre Gefässe mehr als gewöhnlich überfüllt sind. — Zunächst erkennt man durch Einführung der Finger, nach welcher Seite die Lageveränderung stattgefunden hat, ferner durch die in der Folge auftretenden Symptome:

Symptome. Wenn nämlich der Uterus nach irgend einer Seite flectiert ist, entsteht in dem betreffenden Beine Spannung, Schmerz, Gefühl von Kälte, Lähmung, Steifheit, manchmal auch Atrophie und Unfähigkeit, zu gehen oder zu stehen.

Ist der Uterus jedoch nach hinten oder unten flectiert, so tritt Steifheit und Unbehilflichkeit in beiden Beinen auf, bisweilen auch vollständige Lähmung und grosse Schmerzhaftigkeit des Unterleibes. Dabei ist der Stuhlgang angehalten und ein Klystier kann man nur in Knieellbogenlage machen; ebensowenig gehen Blähungen ab. Beim Sitzen treten Schmerzen auf, zumal wenn die Knickung (mehr) nach dem Anus hin gerichtet ist. Besteht aber Knickung (des Uterus) nach der Scham hin (Anteflexio), so wird die Unterbauchgegend stark gespannt und schmerzhaft; dabei tritt oft Harnverhaltung auf.

Behandlung. Im allgemeinen richtet sich die Behandlung bei Verschlimmerungen, ähnlich wie bei allen Entzündungen, ganz nach dem Befinden der Kranken; beim Nachlassen und Abnehmen (der Beschwerden) sind Linderungsmittel anzuwenden; bei längerer Krankheitsdauer muss man Mittel verordnen, welche die innere Leibesbeschaffenheit durch Abführung der verdorbenen Säfte durch die Poren zu verbessern vermögen. Nur die Retroflexio uteri muss man in besonderer Weise folgendermassen behandeln: Zunächst lässt man die Hebamme vom After aus mit dem Finger den Uterus fortstossen und nach vorn treiben; dann führt man in den After einen gut 4 Querfinger langen Zapfen aus Gummiharz und Wachs ein, der an seinem Ende einen Faden trägt, um ihn wieder herausziehen zu können; oder man löst Bibergeil in Wasser, streicht es auf eine Wicke und führt es ebenso in den After ein; oder Erdharz ebenso in trockenem oder Pech in flüssigem Zustande und dergl. — Am folgenden Tage giesst man lauwarmes Iris- oder Lilienöl in die Scheide und den Mastdarm und bäht die Geschlechtstheile mit einer Abkochung von Gewürz, Lauch, Wiesenalant oder einem ähnlichen Mittel. Ab und zu soll man auch die Scheide mit der Gewürzabkochung ausspülen, darnach Rosensalbe anwenden.

Handelt es sich um Lateroflexio, so wendet man zunächst die gleichen Bähungsmittel an; dann lässt man die Hebeamme den Sondenknopf, mit dem Finger gedeckt, einführen und den Hals der Gebärmutter gerade richten; (dabei) legt man die Kranke entweder auf die dem kranken Organ entgegengesetzte Seite oder auf den Rücken. Ferner wendet man erweichende oder Oeffnung schaffende Zäpfchen und Eingiessungen mit einem der vorher erwähnten Pflanzensäfte an. Den Unterleib bedeckt man mit Watte, die mit Wein und warmem Rosenöl angefeuchtet ist, oder man legt Wachsbalsam mit Leinsamenthee auf. Als Getränk reicht man Bibergeil, mit Anis in Sauerhonig gemischt, oder mit Kümmel, Schwarzkümmel oder Päonienwurzel, oder mit Myrrhen, Pastinaksamen, Beifuss, Enzian oder Alant.

Diese Mittel helfen auch bei den plötzlichen Schmerzen im Uterus (Uteruskolik), und zwar nicht allein jedes für sich, sondern auch (alle) mit einander.

Ferner soll die Kranke mit erhöhtem Oberkörper gelagert werden. Wenn der Uterus aufgerichtet ist, soll man alsbald widrig riechende Mittel zur Nase führen und Niesen zu erregen suchen. Eventuelle Harnverhaltung soll man mittels Katheters beseitigen; wenn dann der Krampf nachlässt, muss man sich damit begnügen.

Zu achten ist noch auf folgendes: Wenn es sich um junge vollblütige Frauen handelt, kann man noch einen Aderlass in der Ellbogenbeuge machen, ferner Mittel einnehmen lassen, welche die Menstruation hervorrufen (Emenagoga), und recht milde Zäpfchen anwenden.

Kapitel 74.

Tympania uteri (nach Soranos).[1]

Der Uterus füllt sich manchmal, wenn er nach der Entbindung sich abkühlt, mit Luft, sei es, weil der Muttermund

---

[1] Soran. II, 6. L. (8). S. 116—118.

geschlossen ist, sei es, weil ein Blutgerinnsel ihn verstopft. Diese Anfüllung mit Gasen (Windsucht, Tympania, Meteorismus) besteht bald im Cavum uteri, bald in einer wahrnehmbaren Erweiterung des Uterus, während im Corpus uteri selbst, d. h. in den verborgenen Poren die Gase gehemmt werden. Im Verlauf dieses Leidens tritt eine Schwellung des Unterleibes oder auch des ganzen Bauches auf, wie bei der Wassersucht, ferner stechende Schmerzen, die bis zum Zwerchfell und Magen dringen; ebenso sind die Seiten des Leibes beide schmerzhaft gespannt und manchmal nur die eine, manchmal beide Leistenbeugen geschwollen. Manchmal ist auch die Nabelgegend schmerzhaft, ebenso Kreuz und Schoos, und natürlich auch der Kopf. Es kommt auch vor, dass Gase durch die Scheide in für die Kranken wahrnehmbarer Weise abgehen (Garrulitas vaginae). Hat sich nun die Luft im Cavum uteri angesammelt, so entsteht Kollern im Leibe, und gewisse knarrende Geräusche kann man beim Niederlegen wahrnehmen, wie in den Därmen bei Leibschneiden (Blähungen, Flatus). Die Percussion ergiebt tympanitischen Schall [1]).

Wenn die Ansammlung der Gase in den verborgenen Gängen des Corpus uteri selbst stattfindet, treten die Schmerzen heftiger auf und sind schwieriger zu behandeln. Die Behandlung besteht in Hungern und Einsalben mit warmem süssem Oele, in welchem Raute und Dill abgekocht sind, ferner, wenn nicht Lebensalter und Jahreszeit es verbieten, auch in Blutentziehung mittels Aderlasses und Sitzbädern in einem Dekokte von Raute, Polei, Pefferminz, Lauch, Thymian, Beifuss, Althäa und getrockneten Feigen. Ausleerung des Darmes erzielt man durch das Koloquinthenmittel des Rufus oder Archigenes. Bei Krampfzuständen soll man Ausspülungen hinzufügen, die ein Nachlassen der Spannung bewirken und die Gase vertheilen und entfernen können, wie z. B. das Mostöl, oder ein Zäpfchen von solcher Wirksamkeit, in einer reichlichen Menge Oel aufgelöst und mittels Speculum eingegossen; ferner lege man leichte Kataplasmen aus getrockneten Feigen, Ysop und Natron auf.

---

[1]) Wörtlich: Beim Daraufschlagen mit den Fingern ist der Schall trommelartig. —

Sind aber Blutgerinnsel die Ursache der Gasanhäufung, soll
man ein längeres Sitzbad nehmen lassen, und dann soll gleich
nach dem Bade die Hebamme ihren gut eingefetteten Finger
einführen und das Gerinnsel sachte zerbröckeln und dadurch
beseitigen. Dauert der tympanitische Zustand länger an, mag
man die bei krampfhaften Contractionen noch stärker wirkenden
Mittel anwenden und nach einer Pause den Körper zu stärken
suchen durch recht warme Einreibungen mit Salben und durch
Massage der Beine und der kranken Theile. Auf Kreuz- und
Unterbauchgegend lege man ein Pechpflaster und wende Haut-
reize mittels Senfteig und getrockneter Feigen an; oder Gerstenmehl mit Feigenabkochung, Raute, Ysop und Honig als Kataplasma; oder man lege einen Umschlag aus Pflanzensamen oder
Lorbeer auf, oder das Polyarchionpflaster, erst mit Wachsbalsam
gelöst, später für sich allein. Ferner Zäpfchen . . .

Auch trockene Schröpfköpfe muss man rings um die kranken
Theile setzen und sie kräftig ziehen lassen, bisweilen auch
blutige. Ferner soll man alle die Mittel anwenden, die im Stande
sind, die innere Beschaffenheit des Körpers durch Ableitung der
schlechten Säfte zu verbessern, also die natürlichen Brunnen,
anfangs warme, später kalte; dabei gewöhne man den Körper
allmählich an das Baden in kaltem Wasser, um die kranken
Organe zu stärken. Die Kost sei entfettend und im Stande,
die Gase zu vertheilen. Von Medicamenten hat man zu vermeiden sowohl die Gewürzräucherungen als schädlich für den
Kopf, als auch die adstringierenden Pflaster, z. B. die aus Palmenmark und Quitten zubereiteten, und dergleichen; denn bei dieser
Krankheit sind sie schädlich.

Kapitel 75.
Hydrops uteri (Blasenmole) [1] [nach Aspasia].

Bei längerem Ausbleiben der Periode und Sterilität tritt oft
ein Erguss von Flüssigkeit in das Cavum uteri auf; zuweilen

---

[1] Im Archiv für Gynaekologie, Bd. 62. H. 1. hat im Decbr. 1900 R.
Kossmann, Berlin, in seiner Arbeit: „Zur Geschichte der Traubenmole"
dieses Kap. 75. περὶ ὑδρωπιώσης μήτρας griechisch (nach d. Codex Paris. Weigels)
und deutsch herausgegeben. Indem ich darauf verweise, beschränke ich mich auf
die Wiedergabe aller klinischen Angaben.

bilden sich gewisse Körper im Uterus, die der Gallenblase ziemlich ähnlich sind, in denen sich die Flüssigkeit ansammelt. Im
weiteren Verlaufe tritt bei den Kranken eine grosse, schwammige,
einer Aufblähung durch Gase ähnliche Schwellung in der Unterbauchgegend auf, und ein Kollern, wie im Darme, ferner ein
Gefühl von Schwere beim Gehen, Athemnoth, Abgang übelriechender Stühle, Ausbleiben der Regel wie der Empfängnis;
dazu gehen die Ausleerungen unregelmässig vor sich. Bei sehr
starkem Durchfall platzen manchmal die vorher erwähnten kleinen
blasenähnlichen Körper, und dann gehen wässerige, zähe Flüssigkeitsmengen ab.

In den Fällen nun, bei welchen die Flüssigkeit im Cavum
uteri zurückgehalten wird, was man ja immer durch die Symptome erkennt, muss man strenge Bettruhe verordnen und Brechmittel und kräftige Klysmen anwenden. . . . .

(Die weitere Behandlung, von vorwiegend pharmaceutischem Interesse, vergl.
b. Kossmann, loc. cit.)

Kapitel 76.

Die sog. Mola uteri. [1]

Die sog. Mola uteri ist eine skirrhosähnliche Verhärtung
am Uterus, die manchmal aus einer vorausgegangenen Entzündung entsteht, manchmal auch ein örtliches Geschwür, das
mit Fleisch überwachsen ist. Ihren Namen erhielt die Krankheit von der dabei auftretenden Unbehilflichkeit und Schwer-
fälligkeit. Denn es findet sich bei den Kranken im Hypogastrium ein harter Tumor, im Anschluss daran Herabdrängen
der Eingeweide, Magerkeit, Blässe und Appetitmangel. Anfangs
Diagnose. kann man sich einbilden, es liege eine Schwangerschaft vor;
weil die Regel ausbleibt, die Brüste anschwellen, sich Magen-

---

[1] περὶ μύλης ἥ ἐστι πάθος ὑστέρης. ὕδερος ὑπό τινων ὀνομαζόμενον [oder:
περὶ μύλης πάθους ὑπό τινων ὕδερος ὀνομαζομένη;]. Eine genaue Beschreibung
dieser an Myome oder Placentarpolypen erinnernden Krankheit giebt Soranos II,
9 L. (8) S. 119. s. a. d. Anm. mit 3 Parallelstellen b. Oreibasios, Galenos,
Hippokrates, denen ich nach Kraus, S. 642, noch Aktuarios I, 66. hin-
zufüge, der ἡ μύλη ἐστὶν ὄγκος σαρκώδης κ. τ. λ. erklärt. Vergl. F. (9) S. 122
u. 270 u. 276 und Kleinwaechter (20), S. 260 u. 261. — Man hat auch an
Extrauteringravidität zu denken.

beschwerden und Kreuzschmerzen einstellen und der Unterleib
stärker wird; indessen lässt sich im Laufe der Zeit dadurch die
Entscheidung treffen, dass stechende Schmerzen dabei auftreten,
keine Kindsbewegungen, wie bei den Schwangeren, fühlbar sind;
später wenn der ganze Leib verstrichen ist, weil die Schwellung
immer grösser geworden, ist das vollständige Bild der Wassersucht (Ascites) vorhanden. Es unterscheidet sich jedoch der
Tumor vom Hydrops dadurch, dass er dem Drucke der Hand
niemals nachgiebt, auch keinen tympanitischen Schall oder gar
Fluctuation beim Anschlagen mit der Hand zeigt, wie das beim
Hydrops der Fall ist. Manchmal kommt im Laufe der Zeit bei
Erkältung der Leber auch noch Wassersucht dazu. Einige
(Aerzte) berichten, dass bei manchen Frauen ein Abgang von
wallnussgrossen Fleischstücken durch die äusseren Geschlechts-
theile stattfinde, bald alle Monate, bald nur alle 2 bis 3 Monate.

Diesen eben beschriebenen Zustand halten die einen für Therapie.
unheilbar, während die andern ihn nur im Anfangsstadium er-
folgreich behandeln zu können glauben. Jedoch darf man ihn
nicht vernachlässigen, sondern muss alles thun, was nöthig ist. Also
(zunächst) gilt es, erweichende Kataplasmen aufzulegen, Bähungen
und lindernde Ausspülungen zu machen, beruhigende Zäpfchen
einzuführen, wie sie früher bei der Verhärtung (des Uterus) beschrieben wurden. Ferner muss man ebenso wirkende Sitzbäder
und Wachsbalsam mit Althäaabkochung und Kyprosöl herrichten
und das Holzpflaster oder das Erweichungspflaster des Mnasaios
auflegen. Ferner soll man blutige Schröpfköpfe setzen, saftreiche Kost geben und dies alles im Falle der Verschlimmerung
wiederholen. Tritt aber ein Stillstand ein, so gilt es, die ge-
sammten Körperkräfte durch Analeptica zu heben, also Spazieren-
fahren, Lustwandeln, Bäder, passende Kost und Weingenuss.
Die kranken Körpertheile bedecke man mit Pechpflaster und
setze sie der Sonne aus, bestreue sie mit Natron und Salz, lege
Senfteige und Feigenziehpflaster auf und dergleichen. . . . .

(Hier folgen noch mehrere Sätze, in denen die gleichen Mittel wie in
Kap. 34 und 74 empfohlen werden. Am Schlusse heisst es dann:) . . .

In sehr vielen Fällen wird durch das eben beschriebene
Verfahren bewirkt, dass ein plötzlicher, sehr reichlicher Abgang

von geronnenem, dunklem Blute stattfindet und den kranken
Zustand verändert (bessert).

Der Philosoph erzählt: Als bei der Frau seines Freundes
die Periode ausblieb, wurde sie zuerst für schwanger gehalten;
später aber, als die Schwellung (des Leibes) lange Zeit zunahm,
hielt man sie für wassersüchtig wegen der Schwellungen am
ganzen Körper und an den Füssen. [Manche nennen die Krankheit Plinthon (Ziegel), manche Myle (Mühle)]. Man gab der
Frau nun eine Abkochung von Raute und Dill in wohlriechendem, altem Rothwein zu trinken, liess sie den Wein erwärmt
fast wie Wasser trinken, und alsbald verlor die Frau eine Menge
Blut und wurde gesund.

Kapitel 77.

Oedem des Uterus (nach Soranos). [1]

Bei der wässerigen Schwellung der Gebärmutter findet sich
ein blassgelber, schwammiger, weicher, elastischer Tumor. Dabei
lässt sich die Haut der Oberbauchgegend mit den Fingern ver-
schieben.

Hier thut man gut, die kranken Theile mit warmem gewöhnlichen Iris- oder Kyprosöle zu bestreichen, Zäpfchen einzuführen
und (alle) die übrigen Hilfsmittel anzuwenden, die (schon) früher
in dem Abschnitte von der Aufblähung des Uterus angegeben
sind (Kap. 74).

Kapitel 78.

Satyriasis (krankhafte Geilheit, Mutterwuth,
Nymphomanie) (nach Soranos). [2]

Auch bei Frauen tritt die sogenannte Satyriasis auf, wie
sie früher als bei den Männern vorkommend erwähnt ist [3]. Dabei

---

[1] Soran. II, 7. L. S. 118.
[2] Soran. II, 3. L. S. 111.
[3] Lib. XI, Kap. 32.

zeigt sich ein heftiges, sehr lästiges Jucken an den äusseren
Geschlechtstheilen, so dass die Kranken unaufhörlich mit den
Händen an den Schamtheilen kratzen. Infolgedessen tritt ein
unstillbarer Drang nach geschlechtlichem Umgang und eine Ver-
kehrtheit des Denkens auf (Perversität), ferner Absonderung
einer scharfen und beissenden, salzigen Flüssigkeit und Entzündungserscheinungen in der Nachbarschaft des Uterus. Dieser
Drang zum Beischlaf macht das Leiden noch schlimmer; denn
obgleich die kranken Organe in starker Spannung und Erregung
sind, wird doch kein Sperma ausgeschieden, weil die Wege
infolge der Entzündung verschlossen sind, und dadurch wird
dem Körper ziemlich viel Materie (Nährstoff) entzogen.

Hier muss man gleich zu Beginn der Erkrankung zur Ader Behandlung.
lassen und die Nahrungszufuhr einschränken, ferner auf die
Schamgegend und das Kreuz solche Mittel legen, die abkühlend
und langsam beruhigend wirken; den Kopf feuchte man mit
einer Mischung von Rosenöl und Essig an. Als Getränk soll
man nur lauwarmes Wasser geben, als Speisen nur solche, die
leicht verdaulich sind, keine Blähungen machen und durchaus
nichts enthalten, was zum Coitus reizen könnte. Zwei Tage nach
dem Aderlass soll man trockne Schröpfköpfe am Unterleibe
setzen.

Die weitere Behandlung soll (später) bei der Entzündung
besprochen werden (Kap. 79).

Kapitel 79.

Entzündung des Uterus (Metritis, Parametritis)
(nach Philumenos). [1])

Die Entzündung der Gebärmutter hat recht viele Ursachen; Aetiologie.
denn sie pflegt nach Stoss oder Schlag, nach der Suppressio
mensium, nach Aborten und nach Geschwürsbildung aufzutreten;
bisweilen schliesst sich die Entzündung an eine Erkältung an,
wenn die Ausdünstungen im Uterus zurückgehalten werden.
Auch infolge unvernünftigen Beischlafs, ferner durch zu harten

---

[1]) S. a. L. S. 107. Soran. II, 2.

Sitz und zu vieles und anstrengendes Umherlaufen tritt Entzündung des Uterus auf.

Diagnose. Man wird die Entzündung im Uterus daran erkennen, dass die äusseren Geschlechtstheile, die Schamgegend, Unterleib und Kreuz fieberhaft heiss sind und weh thun; ferner daran, dass, wenn man die Finger in den Muttermund einführen will, derselbe rauh, geschlossen, warm und zurückgewichen erscheint, zumal wenn es sich um eine Entzündung im Collum uteri oder am Muttermund selbst handelt. — Denn wenn die Entzündung am Corpus oder Fundus uteri sitzt, zeigt sich so starker Schmerz in der Unterbauchgegend, dass oft (schon) die blosse Berührung nicht vertragen wird. Ferner ist der Uterus in den meisten Fällen verlagert und nach der kranken Stelle hin verzogen; aus demselben Grunde ist der Muttermund und die Cervix verlagert. Man kann diesen Zustand jedoch von der eigentlichen Verlagerung wohl unterscheiden, weil mit den Entzündungen hohes Fieber und starkes Brennen verbunden ist.

Ist der hintere Abschnitt entzündet, so treten mehr Kreuzschmerzen auf, und der Stuhl ist angehalten, weil der Mastdarm verschoben ist; ist aber der vordere Abschnitt entzündet, so tritt Harnverhaltung auf, zumal wenn die tieferen Theile erkrankt sind. Erstreckt sich die Entzündung mehr auf die Seitentheile, so werden die Leistengegenden stark gespannt und die Beine schwer beweglich.

Verlauf. Im weiteren Verlauf der Entzündung treten Schüttelfröste auf, ferner Magenkrämpfe, Anschwellung des Unterleibes, Fieberhitze, Spannung und Schwere in Hüften, Kreuz, Weichen, Leistengegend und Oberschenkeln, Schauder, Unruhe, stechende Schmerzen, Lähmung der Füsse, Schlottern der Kniee, Schwitzen am ganzen Körper, kleiner und sehr frequenter Puls, Ohnmachten, Abspannung; ferner bei Zunahme der Krankheit auch Schlucken (Singultus), Schmerzen im Halse, in den Kinnbacken, am Vorderhaupt und in den Augen, besonders in der Tiefe derselben, endlich Stockung der Blasen- und Darmfunction.

Nimmt die Entzündung noch weiter zu, so vermehren sich auch die Schüttelfröste, und daran schliessen sich Delirien und Zähneklappern.

Bei der **Behandlung** hat man zunächst darauf zu dringen, Therapie. dass die Kranken gleich von Anfang an in einem hellen und angemessen erwärmten Zimmer strenge Bettruhe beobachten; dann mag man vorsichtige Massage und Einwickeln der Hand- und Fussgelenke mit warmen Umschlägen in Anwendung bringen, sowie Berieselungen derselben und Bedecken mit reiner Watte. Ferner mache man Eingiessungen und Darmausleerungen mit recht milden Klystieren. Als Getränk und als Spülflüssigkeit soll nur warmes Wasser oder Gerstengraupenschleim genommen werden. Tritt die Entzündung heftiger auf, so mache man einen Aderlass am Ellbogen, wenn weder Lebensalter, noch Kräftezustand, noch Jahreszeit es verbieten, und wenn es sich weder um eine Entzündung nach Abort, noch um einen vorangegangenen erheblichen Blutverlust handelt. Sonst kann man dem Kräftezustand entsprechend auch am zweiten Tage noch zur Ader lassen und es am dritten Tage wiederholen. Als Nahrung dienen Speltgraupen in Honigwasser, eingeweichtes Brot oder Trinkeier in angemessenen Portionen. Ferner lege man auf die Schamtheile und die Unterbauchgegend Wattebäusche auf, die in Wein, Oel, Essig oder Rosenöl getaucht sind.

(Hier folgen allerhand Vorschriften über die Zubereitung verschiedener **Kataplasmen**, weiterhin eine grosse Zahl von Recepten zur Herstellung von **Zäpfchen**; dazwischen wird die locale Behandlung des Leidens mit aromatischen Sitzbädern empfohlen, wenn die Entzündung nachlässt, ebenso Schröpfköpfe und Abführmittel. (cfr. Kap. 75). Ich gebe nur die Ueberschriften der einzelnen Abschnitte.)

Kapitel 80. Schmerzstillende Zäpfchen.

Kapitel 81. Ein anderes schlafbringendes, schmerzlinderndes Zäpfchen, das jede Verhärtung erweicht.

Kapitel 82. Noch ein anderes Zäpfchen, das bei Entzündungen Schlaf bringt.

Kapitel 83. Das (sogen.) „Goldene" Zäpfchen gegen Entzündungen und Verlagerungen (des Uterus). — Das sogen. Enneapharmakos-Zäpfchen.

Kapitel 84.

Krebsartige Verhärtungen (skirrhoese Geschwülste) im Uterus (nach Soranos)[1].

Der Uterus verhärtet sich manchmal ganz plötzlich ohne weitere Vorzeichen; in vielen Fällen geht eine Entzündung desselben voraus, die weder abgelaufen, noch in Eiterung übergegangen ist. Die Form des Skirrhos ist die einer harten, ziemlich schmerzhaften Geschwulst; diese skirrhoesen Tumoren finden sich meistens am Collum uteri, wo sie bei der Untersuchung für den Finger fühlbar sind; meistens weicht dabei die Cervix uteri gegen den Tumor zurück. Falls aber der Skirrhos sich am Fundus uteri findet, fühlt man einen derben, nicht nachgebenden Tumor, der ein Gefühl von Schwere und Unbehilflichkeit nicht nur in den Extremitäten, sondern auch im ganzen Körper hervorruft und Unlust zu allen Verrichtungen des (gewöhnlichen) Lebens bewirkt. Im weiteren Verlaufe tritt Blässe und Verfall des ganzen Körpers, bisweilen auch hydropische Schwellung Therapie. ein. Soweit nun diese Geschwülste auf Muttermund und -hals beschränkt sind, kann man sie gut heilen; die im Corpus uteri dagegen nicht.

Wenn kein Hindernis vorliegt und der Kräftezustand und das Alter es nicht verbieten, soll man gleich zu Beginn in der Ellbogenbeuge zur Ader lassen und eine angemessene Menge Blut entziehen oder mit Hilfe des Geheimmittels von Archigenes abführen lassen; ferner Sitzbäder verordnen in einer Abkochung von Bockshorn, Leinsamen, Polei, Beifuss, wilder Gurke (Wurzel wie Blätter); ferner —

(Nun folgt die ganze wiederholt angegebene (cfr. Kap. 63, 65, 66 u. a.) locale Behandlung des Unterleibes mit Bähungen, Umschlägen und Zäpfchen; für letztere werden noch einige Recepte unter folgenden Ueberschriften angegeben):

Das sog. Libanos-Zäpfchen, das Linderung und Erweichung bewirkt.

Ein anderes, Titanos genannt.

Noch ein anderes gegen Verhärtungen.

Ein anderes erweichendes Zäpfchen, das sog. goldene.

---

[1] Cfr. Soran. II, 8. L. S. 118, doch ist nur der Anfang des Abschnitts erhalten.

Ein anderes gegen alle chronischen Erkrankungen
.des Uterus.
Noch ein Mittel, welches bei Verhärtungen, wo sie
auch immer auftreten mögen, erweichend und ver-
theilend wirkt und die stärker indurativen Entzündungen beseitigt.

Kapitel 85. Zäpfchen gegen Uterusverhärtungen.

Kapitel 86. Noch ein anderes wirksames, erweichendes
Zäpfchen.

Kapitel 87.

Zäpfchen nach Archigenes' Schriften.

Es wirkt bei Verhärtung, Schwäche und Atrophia uteri von
allen, die ich kenne, am stärksten, und ist bei fast jeder uterinen
Erkrankung das passendste Zäpfchen. . . .

Kapitel 88. Lorbeerpflaster von Oreibasios, bei Verhärtungen wirksam.

Kapitel 89.

Abscessus (Apostema) uteri [nach Archigenes].

Natürlich kommt es nach voraufgegangener Entzündung am
Uterus auch zur Abscessbildung, wie das ja auch an den anderen
Organen der Fall ist. Zuerst treten daher nur die Symptome Symptome.
der Entzündung auf, dann aber zur Zeit der Eiterbildung treten
starke Schmerzen hinzu und Schüttelfröste, meist gegen Abend;
auch wird die Schwellung stärker und der Schmerz stechend;
Stuhl oder Urin, oft auch beide, sind angehalten. Der örtliche
Schmerz zeigt dabei die erkrankte Stelle deutlich an.

Hier gilt es nun, die Eiterung schleunigst zu fördern, wenn Behandlung.
man sie nicht beseitigen kann. Deshalb muss man auf die
kranken Stellen Kataplasmen von Leinsamen, Bockshorn und
Gerstenmehl auflegen, dazu geröstete Feigen, Althäawurzel und
Terpentinharz, manchmal auch Taubenmist mit Oel und Honig

(angerührt). Auch Unterleib und Kreuz bedecke man mit Umschlägen, und lasse die Vulva fleissig mit einem Schwamme und mit Dämpfen, die aus einem Topfe mit durchbohrtem Deckel vermittelst einer Röhre aufsteigen, bähen. Ebenso verwende man Sitzbäder und koche dazu solche Stoffe mit Wasser ab, die zusammenziehend wirken, wie Polei, Lauch, Lorbeer, Beifuss, Tausendgüldenkraut u. dergl. — Wenn die Schmerzen sehr heftig sind, so setze man dem Wasser noch einige Mohnköpfe zu. Auch Zäpfchen soll man verordnen. . . .

Auch der Unterleib muss mit den vorher bezeichneten Dekokten gebäht werden.

(Hier folgen einige Recepte.)

Bricht nun der Eiter nach der Blase durch und wird mit dem Harne entleert, soll man reichlich Milch zu trinken geben, die lindernd und desodorierend wirkt; wenn er nach dem Mastdarm durchbricht und mit dem Koth oder auch für sich abgeht, so mache man Eingiessungen mit Linsen- und Granatapfelschalendekokt. Bricht der Eiter nach der Scheide durch und geht per vaginam ab, so soll man sofort ungereinigte Watte, mit Rosenöl und etwas lauwarmem Essig getränkt, auf die Schamgegend und Unterbauchgegend legen und ein warmes Sitzbad nehmen lassen. Ist der Eiter rein, so mache man eine Ausspülung mit Rosenöl oder Linsen- oder Gerstenschleim; ist er aber mit Blut vermischt und übelriechend, wie bei rheumatischer Erkrankung (Fluss) oder fressenden Geschwüren, so muss die Ausspülung mehr adstringierend sein, wie Myrten-, Rosen- oder Palmendekokte, oder noch stärker wie Linsenabkochung mit Granatapfelschalen. Wenn nach solcher Behandlung die Entzündungserscheinungen noch andauern, muss man (wieder) die oben beschriebenen Kataplasmen auflegen. Sind die Ausscheidungen ungleich, so bäht und badet man wieder mit Honigwasser, spült die Genitalien mit Gerstenschleim, dem Honig und Rosenöl zugesetzt wird, ab und salbt Muttermund und After mit Rosensalbe oder Butter ein, die mit Zinkoxyd, Stibium, Blei- oder Silberglätte mit Frauenmilch oder geschlämmtem Blei vermengt ist. Bei sehr übelriechendem Ausfluss soll man die Vulva tüchtig mit Meth abwaschen und mit all diesen Dingen bis zu vollständiger Besserung fortfahren.

Kapitel 90.

Operative Behandlung des Abcesses am Muttermunde.

Wenn ein Abscess am Muttermund sich bildet und operativ behandelt werden kann, so ist es nicht richtig, schleunigst zu schneiden, sondern erst, wenn die Schwellung zurückgegangen und auch die neben dem Eiterherd liegenden Organe abgeschwollen sind. Zur O p e r a t i o n muss man die Frau auf einen Operationsstuhl bei guter Beleuchtung in Rückenlage bringen, mit an den Leib angezogenen Knieen, die Beine gespreizt; ferner sollen ihr die Unterarme unter die Kniekehlen gelegt und mit Schlingen dort festgemacht werden. Der Operateur setze sich auf die rechte Seite, führe von da ein dem Alter (der Patientin) entsprechendes Speculum ein und untersuche damit. Vorher muss man jedoch mit einer Sonde die Länge der weiblichen Scheide ausmessen, damit nicht, wenn die Röhre des Speculums zu lang ist, der Uterus gedrückt werde. Findet man, dass das Speculum zu lang für die Scheide ist, so muss man zusammengefaltete Wolle zwischen die Schamlippen legen, damit das Speculum dadurch festgehalten wird. Dann soll man die Röhre mit der Schraube nach oben einführen. Es ist nöthig, dass das Speculum vom Operateur gehalten und die Schraube vom Assistenten gedreht wird, damit durch das Auseinanderweichen der Platten des Speculums sich die Scheide (gut) entfalte. Ist dann der Abscess gut erreichbar eingestellt, so schneide man seine Kuppe mit einem breiten oder spitzen Messer ein. Nach Abfluss des Eiters lege man ein recht zartes, in Rosenöl getauchtes Stück Verbandstoff in die Schnittwunde, und noch ein anderes Stück (Gaze) ausserhalb der Wunde locker in die Scheide. (D r a i n a g e   u n d   T a m p o n a d e [1]). Aussen vor die Labien, wie auf Unterleib und Kreuz lege man ungereinigte oder saubere mit Oel getränkte Wattebäusche. Nach 2 Tagen lasse man die Kranke ein Sitzbad in warmem, mit Oel gemischtem Wasser oder in Malvenabkochung nehmen und lege nach dem Abtrocknen wieder einen Gazestreifen sanft in die Wunde, der mit dem sog. Tetrapharmakonmittel getränkt ist;

(Randglossen: Untersuchung. — Incision.)

---

[1]) Z. hat S. 137 μᾶλλον δἑ; ich verbessere sinngemässer ἄλλον δἑ κ. τ. λ.

dieses sei frisch bereitet und mit Rosenöl oder Butter verdünnt; gelegentlich soll auch noch Honig hinzugefügt werden. Ohne Pressen (locker) werden dann wieder zerzupfte Leinwandstücken (Charpie) eingelegt, und (von) aussen bedeckt man die Stelle täglich mit Umschlägen oder Pflaster, solange die Wunde frei von Entzündung und rein bleibt. Wenn sie sich aber nur langsam und schwer reinigt, spült man sie mit Hilfe einer Ohrenspritze mit Irisdekokt aus und sucht sie mit Kadmiapflaster, Gummiharz oder dem aus gedörrter Gerste mit Rosenöl bereitetem Pflaster zur Vernarbung zu bringen. — Wenn der Abscess aber innerbalb des Muttermundes sitzt, verzichte man auf operative Behandlung und wende nur die kurz vorher erwähnte Behandlungsweise an (s. Kap. 89).

Kapitel 91.
Behandlung bei Durchbruch des Abscesses in die Bauchhöhle.

Wenn ein Durchbruch (des Abscesses) zwischen die Eingeweide und das Bauchfell stattgefunden hat, so erscheint die Schwellung mehr an dieser Stelle. Findet der Durchbruch innerhalb des Uterus statt, so hört der Schmerz auf und der Muttermund ist bei der Untersuchung leichter zu erreichen. Man thut daher gut, die Perforation nach der Oberfläche hin zu fördern; ferner soll man die Organe erst genügend abschwellen lassen und dann mit einem Messer den Abscess an der tiefsten Stelle entsprechend dem besseren Eiterabfluss eröffnen. Befürchtet man eine Blutung, so nehme man statt des Messers ein Glüheisen, eröffne damit den Abscess und lasse den Eiter abfliessen; denn das Glüheisen unterstützt auch die vollständige Ausheilung. Dann sorge man durch Drücken mit den Fingern dafür, dass alles flüssige herauskommt, und durch Lagerung (der Kranken), dass alles angesammelte abfliesst. Darauf spüle man die Wunde mit Honigmischung aus und behandle sie täglich zweimal, nachts nur einmal, mit Bähungen vermittelst (feuchtwarmer) Schwämme; ab und zu lasse man ein Sitzbad in warmem Wasser nehmen; ferner mag man den Uterus mit warmen Oeleingiessungen behandeln. Im Uebrigen verfahre man so, wie sonst bei der Wundbehandlung. Die Kost sei wohlschmeckend und leichtverdaulich, wie Milch mit Mehl, Speltgraupen, Reis, in Gersten- oder Speltgraupenbrühe weich gekochte Schweinsfüsse, vom Geflügel das meiste, von Fischen die frischen, saftreichen. Ist kein Fieber vorhanden, kann man auch süssen alten Wein verordnen.

Kapitel 92.
Geschwüre im Uterus (nach Archigenes).

Geschwürsbildung im Uterus tritt auf nach Fluor mit Erosion Symptome. oder nach schweren Geburten, nach Abort oder nach Anwendung scharfer Arzneimittel. Gleichzeitig tritt ein stechender Schmerz in dem kranken Organ auf und beim Nachlassen desselben ein Abgang von übelriechenden, eiterähnlichen Flüssigkeitsmengen. Bleiben die Geschwüre ungereinigt, so treten auch alle die übrigen Symptome auf, die dem kranken Uterus eigenthümlich sind, wie Kopfweh, zumal Stirnkopfschmerz, Schmerzen in den Augenhöhlen, in den Gelenken, besonders in den Hand- und Fingergelenken, und ferner die übrigen schon in dem Abschnitt über Entzündung des Uterus früher erwähnten Beschwerden (Kap. 79). Liegt das Geschwür nun ziemlich handgerecht, so wird es mit dem Speculum untersucht; liegt es aber mehr in der Tiefe, so kann man dies aus dem Abgang von Flüssigkeit erkennen. Die Behandlung besteht auch bei diesen Geschwüren in Sitz- Behandlung. bädern, Ausspülungen, Umschlägen, Zäpfchen u. s. w., wie das schon wiederholt beschrieben ist; nur folgendes Mittel hat bei Geschwürsbildung im Uterus einen besonderen, günstigen Einfluss: Bester Safran wird mit Frauenmilch verrieben und Wachsbalsam hinzugefügt, der mit tyrrhenischem Wachs, Rosen- oder Lilienöl oder Gänsefett flüssig zubereitet ist; daraus wird dann ein Zäpfchen geformt. Noch wirksamer, zugleich auch für die Beseitigung grosser Schmerzen geeignet, ist folgendes Mittel. —

(Hier folgen wieder eine Menge Recepte mit nachstehenden Ueberschriften):

Des Philosophen Mittel bei Geschwürsbildung an den weiblichen Genitalien und Erosionen infolge beissenden Fluors (Prurigo).

Kapitel 93. Behandlung der carbunculösen Ulcera (Brand-
beulen, Anthraces) im Uterus.

Kapitel 94. Mittel gegen die ungereinigten Geschwüre
im Uterus (nach Archigenes).

Kapitel 95. Mittel gegen den Abgang von Flüssigkeit
aus den Genitalien.

Kapitel 96. Mittel gegen die fressenden Geschwüre im
Uterus (nach Aspasia).

Ein anderes bei den nässenden Geschwüren wirksames Mittel.

Mittel, die zur Vernarbung führen (nach Asklepiades).

Kapitel 97.

Carcinoma uteri[1]) (nach Archigenes).

Von den krebsartigen Geschwülsten (am Uterus) zerfallen
die einen geschwürig, die anderen nicht, gerade wie beim Brust-
krebs (s. Kap. 42).

Bei denen, die nicht in Geschwürsbildung übergehen, ist
der Befund folgender: Am Muttermund (an der Portio vaginalis)
sitzt ein harter, unelastischer, unregelmässiger, ungleichförmiger,
hefenfarbiger, röthlich bis dunkelgrau gefärbter Tumor, der heftige
Schmerzen macht, die nach den Hüftbeugen, nach dem Unterleib und Kreuz, wie nach den Seiten ausstrahlen. Er erfordert
manuelle und recht vielseitige medicamentöse Behandlung.

Ist das Carcinom jedoch in geschwürigen Zerfall übergegangen, so ist zwar der Tumor, die Verhärtung und der
heftige Schmerz in ähnlicher Weise damit verbunden, aber
(ausserdem) sieht man noch bei der Untersuchung mit dem
Speculum zerfressene und zerklüftete, ungleichförmige Geschwürs-
flächen, die meistens schmutzig belegt, ungleich vertieft, weiss-
glänzend erscheinen, und wenn sie sich gereinigt haben, hefe-
farbig, dunkelroth und blutig aussehen. Dazu wird von der

---

[1]) Bei Soranos II, 23 ist das betr. Kapitel nicht erhalten.

Geschwürsfläche fortwährend eine dünne, wässerige, mit Blut
und Eiter vermischte, dunkle, beissende und stinkende Flüssigkeit abgesondert; denn die weiblichen Geschlechtstheile sind in
eigenartiger Weise·sekretionsfähig. Die im weiteren Verlaufe
an der kranken Gebärmutter auftretenden Symptome sind schon
früher bei der Entzündung beschrieben.

Schon Hippokrates[1]) ist der Ansicht, dass die Krank- Therapie.
heit unheilbar sei; deshalb passt für solche Kranken nur eine
leicht zu vertragende Behandlung, die auch im Stande ist, zu
trösten und zu lindern (sogen. palliative Therapie). — Also:
Sitzbäder in Bockshorn- und Malvenabkochung und den schon
sehr oft erwähnten Mitteln, ebenso Umschläge von ähnlicher
Art. Sehr günstig wirkt bei Verschlimmerungen Malve oder
Althäa in Meth zu Mus gekocht, mit geriebenem Brot und etwas
Rosenöl vermischt, und das aus getrockneten Feigen und Honigklee und Raute hergestellte Kataplasma; oder man koche Palmenmark in Oelzucker und mache mit Eigelb eine Salbe daraus;
oder man zerschneide Mohnköpfe, siebe sie durch und verwende sie mit Buchweizen-, Endivien- oder Korianderextract;
oder man zerkleinere die zarten Blätter des Nachtschattens und
lege sie mit Frauenmilch auf; oder man füge Nachtschatten zu
Rosensalbe und giesse allmählich kaltes Wasser dazu. . . . . .
Alles dies verwendet man bei den heftigen Schmerzen; hinterher aber soll man Wachsbalsam auflegen . . . . oder den
Umschlag mit den gerösteten Gerstenkörnern, den man auch
bei Verbrennungen verwendet. . . . . Alles dies legt man
von aussen in die Scheide neben (vor) den Muttermund; in den
Uterus selbst aber giesse man Frauenmilch oder warme Eselinnenmilch oder gehörig erwärmten Schafszungenextract, zumal wenn
die Geschwüre bluten. . . . . Auch Zäpfchen haben gute
Wirkung. . . . . Noch besser als alle diese Mittel hilft eins,
das man auch bei den Erkrankungen des Gesässes anwendet. . . .
Dergleichen Mittel wende man an; sehr gut ist auch das früher
schon bei den fressenden Geschwüren der Brüste angegebene
mit Wein zubereitete Mittel. (cfr. Kap. 42).

---

[2]) S. F. (9). S. 275 u. 276.

Des Philosophen Mittel bei Carcinomata uteri:

Drei oder fünf Flusskrebse, (stets) nur eine ungerade Zahl, röste man auf Kohlenfeuer, zerreibe sie mit Alkanna-Oel und streue (das Pulver) mit einer Feder auf (die Geschwüre).

Kapitel 98.

Phimosis[1] uteri (Verschluss des Muttermundes, Stenose der Cervix).

Phimosis bedeutet eine Verwachsung am Muttermund oder Hals, entstanden nach vorheriger Entzündung; dadurch entsteht eine so erhebliche Verengerung (Stenose), dass kein Sperma mehr aufgenommen, oder einmal aufgenommenes nicht zurückbehalten werden kann, weil der Muttermund wegen der schwieligen Verhärtung nicht im Stande ist, sich zusammenzuziehen. Zuweilen blieb einmal aufgenommenes Sperma bei ganz verengtem Muttermund (doch) zurück und daraus ward ein lebendes Wesen erzeugt; aber dieses Schwangerschaftsproduct wurde für die Schwangere die Todesursache, da es wegen der Verengerung der Geburtswege nicht geboren werden konnte.

Therapie. Hier heisst es nun, (zunächst) sorgfältig Bähungen mit Oelwasser und Bockshorndekokt machen, dann die Spannung der Geschlechtsorgane durch Wachsbalsam und erweichende Zäpfchen, wie das aus Ysop, Terpentinharz und Natron, herabsetzen. Sobald aber die Unterleibsorgane bei der Untersuchung weicher erscheinen, legt man einen recht ausgetrockneten und mit einem Faden versehenen Schwamm (Pressschwamm) an die verengte Stelle zur Erweiterung. Wenn dann der (erste) Schwamm herausgleitet, legt man einen zweiten etwas dickeren, ebenso zurecht gemachten, ein; deshalb muss man mehrere verschieden starke, gut ausgetrocknete Schwämme bereit halten. Später bestreicht man den Schwamm mit folgendem Mittel: Wachholderharz, pulverisierten Alaun je 1 Drachme, Arsenik 3 Drachmen rührt man mit Honig an, mischt es gut durcheinander und bestreicht

----

[1] Ebenfalls bei S o r a n o s II, 32 inhaltlich nicht überliefert.

den Schwamm vor dem Einlegen damit. Wenn aber nach Herausnahme des Schwammes die enge Stelle sich noch nicht recht erweitert zu haben scheint, und wenn eine Entzündung hinzukommt, soll man den Schwamm mit folgendem Mittel bestreichen: Iris 2 Drachmen, Gänsefett, Terpentinharz, Wachs, Weihrauch, Irisöl je 2 Drachmen. Zunächst schneidet man die Iris klein und siebt sie durch, dann zerreibt man den Weihrauch ganz fein; dann bringt man beides im Mörser unter, stösst es zu Pulver und vermischt es noch mit Butter. Darauf bringt man Fett und Wachs mit dem Irisöl zum Schmelzen, thut das Harz dazu, giesst es durch ein Sieb' und vermischt es mit dem Pulver im Mörser. Ist die Entzündung vorüber und findet sich der Zugang (zum Uterus weiter) geöffnet, so bestreicht man den Schwamm mit Wachsbalsam, der mit Rosenöl und Fett zurecht gemacht ist, und fährt damit bis zur Vernarbung fort, indem man so allmählich die (enge) Stelle fester und derber macht.

Kapitel 99.

Atresia uteri. [1])

Manche Frauen haben von Geburt an den Zugang zum Uterus verschlossen (nicht durchbohrt, atretisch). Man unterscheidet dabei drei Formen der Atresia: bei den einen ist die Vulva durch ein festes derbes Häutchen oder einen fleischigen Auswuchs verschlossen, bei den anderen befindet sich der Verschluss in der Scheide, bei den dritten am Muttermund; allen dreien gemeinsam ist ein lästiger Schmerz zur Zeit der Periode.

Die Behandlung besteht bei denen, deren äussere Scham- Therapie. theile (Labien) verwachsen sind, darin, dass man, wie es gewöhnlich geschieht, die Kranke mit angezogenen Knieen in Rückenlage bringt und dann mit einer feinen Sonde die verklebte Stelle spaltet, bis die natürlichen Formen und Maassverhältnisse hergestellt sind. Darauf füllt man die Wundspalte mit gefalteten Leinwandstücken aus, befestigt sie mit einer

---

[1]) Bei Soran II, 33 ebenfalls nicht erhalten; vergl. Gurlt (25) I, S. 400.

Binde und behandelt einige Tage mit Eiter erregenden Mitteln
und Umschlägen; später legt man Leinwandstücke ein, die in
mit Rosenöl verdünnte Wachssalbe getaucht sind. Findet man
aber nach der Spaltung noch die kleinen Schamlippen mit den
benachbarten fleischigen Theilen verklebt, so muss man sie auf
beiden Seiten unten ein wenig von der Haut entblössen und
mit Verbandstoffen auseinanderhalten und sonst die vorher beschriebene Behandlungsweise anwenden. Dabei muss die Kranke
weiter Rückenlage beobachten und bis zur Vernarbung zwischen
den Beinen ein Kissen tragen. Die Fälle ferner, bei denen die
Vulva klafft, in der Vagina aber eine fleischige Verwachsung
besteht, die dieselbe so vollständig verschliesst, dass nur ein
ganz kleines Loch bleibt, behandelt man in ähnlicher Weise;
man lagert die Kranke zunächst ebenso, führt dann (aber noch)
der Sicherheit wegen einen Katheter[1]) vorsichtig in die Harnröhre ein, damit man nicht sich verirrt und zu weit nach oben
(vorn) einschneidet. Darauf erst spaltet man etwas mehr nach
unten (hinten) von der durch den Katheter bezeichneten Stelle
mit einem dazu geeigneten lanzenförmigen Instrument, bis die
Scheide naturgemäss freiliegt. Dann umschneidet man die
Wundränder der eben durchschnittenen Verwachsung, indem
man sie mit einem Haken auseinanderhält, auf beiden Seiten
rings herum, sodass eine quadratische Figur entsteht (An-
frischung); darauf lässt man die Kranke aufrecht stehen mit
gespreizten Beinen, damit die Flüssigkeit (das Blut), die sich im
Uterus angesammelt hat, gut abfliesse. Darnach legt man sie
wieder hin und legt einen gedrehten, in Wein und Oel getauchten Leinwandstreifen in die Wunde (Tampon); dieser soll
am Ende mit einem Faden befestigt werden, der heraushängt,
um leicht (wieder) hervorgezogen zu werden. Nach dem Verbinden lässt man die Frau ruhig (im Bett) liegen und spült in
den nächsten Tagen nur mit Honigwasser ab und tränkt den
Tampon mit einem Mittel, das Eiterung bewirkt. Sobald die
Vernarbung beginnt, legt man eine Röhre von Zinn ein und
befestigt sie, bis die Stelle derb und fest geworden ist. Wenn
aber die Stelle zu eng wird und der Muttermund sich wieder

---

[1]) S. d. Abbildg. bei Gurlt (25). I. Tfl. II. Fig. 66 u. 67.

schliesst, legt man wiederum einen trockenen Schwamm ein, bis
die Stelle gut vernarbt ist.

Falls am Muttermunde eine membranartige Verwachsung
besteht, verfährt man in gleicher Weise, dehnt mit dem Speculum,
durchsticht mit dem gekrümmten Messer die Membran, erweitert
die Oeffnung durch Drehen, sodass die Membran durch das
längliche glatte Speculum stark gespannt wird, und schneidet
sie dann aus. Hierauf bestreut man die Stelle mit einem
frischen trocknen Streupulver und legt (wieder) einen Tampon
ein, der, wie oben beschrieben, an seinem Ende mit einem
Faden versehen ist, und setzt die Behandlung in gleicher Weise
fort. Bleiben Membranreste stehen, so werden sie durch das
Pulver oder das sogen. aschgraue Mittel zerstört. Wenn die
Wunden sich dann gereinigt haben, tränke man die Tampons
mit folgendem Mittel: Wachs, Terpentinharz, Gänsefett je 2 Dr.,
Iris, Weihrauch je 1 Dr., Safran 3 Dr., Irisöl 16 Dr. Iris, Safran
und Weihrauch zerreibt man mit Oelzucker, das schmelzbare
bringt man zum Schmelzen, giesst es durch und mischt alles
zusammen. Ferner muss man das Speculum immer wieder einführen und darauf achten, dass nicht etwas wildes Fleisch
stehen bleibt, vielmehr dies mit folgendem Mittel beseitigen:
Metallschuppen, Grünspan, Weihrauchrinde je 2 Drachmen zerkleinert man und streut es auf, oder dasselbe mit geschlämmtem
Blei. Ausserdem muss man mit der Einführung der Schwämme
bis zur Vernarbung der Muttermundslippen fortfahren, ebenso
mit der des Zinnrohrs.

———

Kapitel 100.

Hämorrhoiden im Uterus[1]) (nach den Schriften der Aspasia).

Hämorrhoiden treten theils am Muttermund, theils an der
Cervix auf, theils auch in der Blase, selten nur in der Scheide.
Man kann sie durch Touchieren, noch besser mit Hilfe des

---

[1]) Von Soranos II, 30 ist nur der Titel überliefert.

Speculums diagnosticieren. Sie machen dieselben Beschwerden, wie die am After, und verursachen (besonders) Sterilität und ein Gefühl von Schwere im Kreuz zur Zeit der Periode.

Die malignen Krampfaderknoten zu behandeln, vermeide man; die andern werden ebenso wie die am After chirurgisch behandelt: Die harten, nur wenig blutenden und nicht mit (grossen) Gefässen verwachsenen Knoten soll man gleich (mit dem Messer) abtragen; die reichlich blutenden Hämorrhoiden muss man vorher an der Basis rings umschneiden, dann mit dem Haken eine feste Schlinge in der Schnittlinie rings umlegen und sie damit abschnüren, dann bald darauf sie etwas spannen und abschneiden, schliesslich trocknes frisches Streupulver aufstreuen.

Will man die Hämorrhoidalknoten ohne operative Behandlung zur Eintrocknung und Verödung bringen, so muss man sie mit folgenden Pulvern bestreuen: . . .

(Hier folgen 6 Recepte; am Schlusse heisst es dann:)

Man wende auch die früher bei den Hämorrhoiden am Gesäss empfohlenen Mittel, besonders das von Hippokrates an, und lasse die Kranken die gegen Blutungen früher angegebenen Arzneien einnehmen und Sitzbäder in adstringierenden Dekokten nehmen.

***

Kapitel 101.

Lithiasis uteri.

Recht selten finden sich bröcklichte[1]) Steine im Cavum uteri, die es ausfüllen, und die man entfernen muss. Dazu sorgt man zunächst durch ein ordentlich abführendes Klystier für gründliche Entleerung der Därme, dann macht man eine Eingiessung in den Uterus von $^1/_3$ Becher Bockshorn- und Malvenabkochung mit ein wenig Rosenöl. Dann lege man die Frau auf den Rücken

---

[1]) Z. (7) S. 149 hat hier sehr richtig Weigels πυρωειδεῖς in πωροειδεῖς verbessert. Unter πῶρος, Tuffstein versteht man jede Verhärtung von Knotenform, wie Gichtknoten (Tophi), Schwielen, Harnsedimentsteine u. a., wenn sie nur porös erscheinen. Lat. heissen sie calculi tofacei. Näheres mit Erklärungen von Paulos Aiginetes s. b. Kraus. (16) S. 836.

in Hängelage [1]) mit gespreizten Beinen und führe die beiden langen Finger der linken Hand in den After ein, mit der rechten Hand aber drücke man auf den Bauch, indem man dabei den Stein herausstösst, nach unten und aussen leitet und ihn durch die in den Mastdarm eingeführten Finger weiter schiebt. Sobald man mit der Beförderung des Steines am Orificium und an der Cervix uteri angelangt ist, lässt man nach und nimmt ihn sachte heraus. Die ausserhalb des Uterus nur am Orificium oder der Cervix uteri angewachsenen Steinbildungen behandelt man so, dass man die Stellen mit dem Speculum einstellt und sie mit dem Bistouri herausschneidet, sie entfernt und dann frisches Streupulver auf die Stelle streut.

———

Kapitel 102.

Die Blasensteine.

Steine bilden sich auch in der Blase bei Frauen selten; denn sie haben einen ziemlich breiten und recht geradeaus gerichteten Harnausführungsgang (Harnröhre). Man muss den Stein bei Frauen von der Scheide aus diagnosticieren, denn die Blase liegt ja am Uterus. Man legt nun (wieder) die Frau auf den Rücken mit tiefer gelagerten Hüften und gebeugten Beinen und führt die beiden Finger der linken Hand in die Scheide ein; während man mit der rechten Hand von oben auf die Blase drückt, treibt man den Stein gegen den Blasenhals und schiebt ihn soweit herunter, dass er ausserhalb des den Blasenhals schliessenden Muskels sich befindet; dann macht man einen Einschnitt etwas über den Schamlippen da, wo man den Stein fühlt, und holt ihn dann mit der Steinzange heraus. Hinterher füllt man die Schnittwunde mit Weihrauchkrümeln aus, legt zahlreiche mit Oel getränkte, erwärmte saubere Wattebäusche auf Unterleib und Kreuz und befestigt sie mit einer Binde; ferner spült man diese Theile zwei- bis dreimal bei Tage und

---

[1]) ὑπτίαν κατάρροπον heisst eigentlich „rücklings, (hintenüber) nach unten hängend". Für die bimanuelle Entfernung der Steine ist die „Steissrückenlage" wohl bequemer, erfordert jedoch eher Assistenz, von der hier nirgends die Rede ist!

einmal bei Nacht ab und salbt sie mit Oel ein. Nach 3 Tagen
füllt man die Wunde mit milden trocknen Mitteln aus, die die
Granulationen fördern, bis (genügende) Granulationsbildung eingetreten, und sucht durch das aus Essig und Oel bereitete
Pflaster (vollständige) Vernarbung zu erzielen. Ein gutes Mittel
zur Granulationsbildung für solche Stellen und überhaupt
für jedes tiefe Geschwür ist folgendes: Feinstes Weizenmehl,
Weihrauchkrümel je 2 Unzen, fein pulverisiertes Geigenharz
1 Unze; mit diesem trocknen Pulver füllt man die ganze Wund-
höhle reichlich aus.

Kapitel 103.

Hydrocele muliebris (Wasserbruch) (nach den Schriften der Aspasia).

Auch Hydrocelen finden sich an den Schamlippen, ähnlich
den Emphysemen, nur sind die Schwellungen weich und locker,
manchmal nur auf einer, manchmal auf beiden Seiten auftretend;
sie geben bei der Untersuchung und Betastung das Bild der
Fluctuation. Hier muss man nun zuerst versuchen mit den
Mitteln, die früher beim Wasserhodenbruch der Männer (Lib.
XIV, 22) angegeben sind, eine Vertheilung der Schwellung zu
erreichen, zumal bei Virgines muss man so verfahren. Sonst
Operation. muss man einen Längsschnitt, der Schwellung entsprechend,
machen und nach Spaltung der Hautoberfläche die darunter-
liegenden Membranen nach und nach freilegen, sie mit Haken
fest fassen, nach beiden Seiten auseinanderhalten und die die
Flüssigkeit enthaltende Membran anstechen. Wenn die Flüssigkeit vollständig entleert ist, zieht man rings um den Einschnitt
in die Membran einen myrthenblattförmigen Schnitt und entfernt das Häutchen und wendet eiterbildende Mittel an; die
Wundränder vereinigt man vorher durch 2 oder 3 Nähte. Dann
macht man Oelumschläge, wie bei der Behandlung der männlichen Hydrocele, und verfährt im übrigen, wie (dort) früher
(schon) beschrieben ist. (Lib. XIV, 22.)

Kapitel 104.

Die Leistenbrüche.

Auch bei Frauen kommen Leistenbrüche vor, meist auf der rechten Seite der Mutterscheide, die manche auch noch als Schamgegend bezeichnen. Man versteht darunter eine (über die Oberfläche) hervortretende Schwellung, die bei der Untersuchung sich rauh und hart anfühlt, ein gurrendes Geräusch von sich giebt und sehr leicht gedrückt wird, besonders wenn die Frauen die Beine breit machen oder auf dem Rücken ausgestreckt liegen.

Die Behandlung besteht auch bei diesen Fällen zunächst darin, dass man gleich bei Beginn einen entsprechenden Verband anlegt und die Medicamente (äusserlich) anwendet, die schon früher bei den Intestinal- und Inguinalhernien der Männer angegeben sind (Lib. XIV, Kap. 23 u. 24). Tritt darnach keine Besserung ein, so muss man chirurgisch eingreifen. Dazu muss man die Kranke in Rückenlage mit etwas erhöhten Beinen bringen und nach Hinaufschieben des Darmes einen Schrägschnitt in der Leistengegend machen; darauf legt man die mit der Haut verwachsenen Membranen allmählich frei und zieht dann den erweiterten und erschlafften Theil des Bauchfells (Bruchsack) hervor und breitet ihn aus, dabei (immer) den darin liegenden Darm sorgfältig zurückschiebend. Dann schnürt man den überschüssigen Theil des Bauchfells ab und vernäht ihn; dann (erst) schneidet man ab und entfernt das Bauchfell etwas oberhalb der Naht. Darauf vereinigt man die Ränder des Hautschnittes durch zwei oder drei Nähte und legt einen Verband darüber. Obenauf legt man nicht entfettete, in Essig und Oel getauchte Wattebäusche und bindet sie fest.

Im übrigen besteht die weitere Behandlung in der Anwendung solcher Mittel, die die Eiterung, Reinigung und Granulationsbildung fördern. Auch feuchte und trockene Umschläge wendet man an, bis die Entzündungserscheinungen zurückgehen. Schliesslich bringt man die Stelle zur Vernarbung, wie auch bei den übrigen Wunden.

Kapitel 105.

Kirsokele (Hernia varicosa, Krampfaderbruch) (nach den Schriften der Aspasia).

Auch Krampfaderbrüche (Varicocelen) treten an den Schamlippen auf. Man versteht darunter Blutaderknoten (Varicen), ähnlich denen, die an den Beinen vorzukommen pflegen, und *Operation.* behandelt sie chirurgisch in folgender Weise: Zunächst legt man einen geraden oberflächlichen Längsschnitt der Lage des Gefässes entsprechend an, löst dann vorsichtig die Verwachsungen, zieht dann das Gefäss nach Freilegen desselben mit dem stumpfen Haken etwas in die Höhe, unterbindet es mit zwei Fäden im oberen und unteren Theile und eröffnet die Vene, wie beim Aderlass. Wenn dann das darin enthaltene Blut entfernt ist, schneidet man den mittleren überflüssigen Theil des Gefässes zwischen den beiden Unterbindungen durch und entfernt ihn. So verfährt man bei jedem der varicösen Gefässe; dann verbindet man die Wunde mit Leinwandstücken, legt einen in Essig oder Essigmischung getauchten Schwamm darauf und wendet im übrigen die der Eiterung förderliche Behandlung an.

Kapitel 106.

Nymphotomie [1] (Excision der (hypertrophischen) Clitoris) (nach Philumenos).

Die sogen. Nymphe ist ein gleichsam muskulöses oder häutiges Organ, das an der vorderen Commissur der Schamlippen liegt, da wo sich die Harnröhren(mündung) befindet. Bei manchen Frauen vergrössert es sich übermässig und wächst so sehr, dass es nicht nur Hässlichkeit und Schande bewirkt, sondern auch durch die dauernde Reibung an den Kleidern gereizt wird und den Trieb zum Beischlaf weckt. Deshalb schien

---

[1] Diese Operation (Clitoridectomie) wird jetzt nur noch bei malignen Neoplasmen ausgeführt; s. Herff und Saenger (22). S. 224; dagegen Busch (23), Bd. 5. S. 222, der 1844 die Operation genau wie Aëtios beschreibt. Vergl. Gurlt (25). I. S. 401 und 553—555, sowie Siebold (2), S. 238. Anm. 2.

es (schon) den Aegyptern gut, es zu entfernen, bevor es wüchse, zumal ·dann, wenn die Mädchen sich verheiraten wollen. Die Operation wird folgendermassen ausgeführt:

Das Mädchen wird auf einen Operationsstuhl gesetzt; hinter ihr steht ein kräftiger junger Mann, der seine Arme unter ihre Kniekehlen legt und die Beine und den ganzen Leib festhält. Der Operateur steht gegenüber vor ihr und fasst die Clitoris mit einer breiten Zange, zieht sie mit der linken Hand vor und schneidet sie dann neben den Zähnen der Zange ab. Es ist nöthig, dass man nur soviel abschneidet, wie bei der Abschneidung des Zäpfchens (im Munde), sodass nur das (wirklich) überflüssige entfernt wird. Ich sagte, die Abtragung soll neben den Zähnen der Zange vorgenommen werden, weil die Clitoris häutig ist und sich sehr stark ausziehen lässt; denn wenn man zu viel amputiert, tritt unwillkürlicher Harnabgang ein. Operation.

Nach der Operation muss man die Wunde mit Wein beizen oder mit kaltem Wasser, dann mit einem Schwamm abwaschen und mit Weihrauchkrümeln bestreuen. Auch legt man wieder in Essigmischung angefeuchtete Leinwandcompressen auf und darüber einen Schwamm, der in Essigmischung getaucht war. Nach 7 Tagen streut man fein pulverisierten Galmei (Zinkoxyd), allein oder mit Rosen, auf die Wunde oder das aus phrygischem Stein bereitete Pulver. Gute Wirkung, auch bei Geschwüren an den äusseren Geschlechtstheilen, hat noch folgendes Mittel: Palmenrippen verbrennt man und streut die fein pulverisierte Asche davon auf. Nach-
behandlung.

Kapitel 107.

Polypen am Muttermunde.[1])

Bei manchen Frauen findet sich ab und zu ein fleischiger Auswuchs am Muttermunde, der die weibliche Scham ausfüllt (bis in die Vulva reicht). Manchmal tritt er auch nach aussen hervor, ähnlich dem Schwanze des Esels, woher er auch seinen Namen („schwanzförmiger Auswuchs") hat.

---

[1]) Vergl. Gurlt (25) I. S. 401 und Wellmann (4), S. 125.

Behandlung.   Zur Behandlung verfährt man, wie eben bei der Nymphotomie besprochen; man zieht mit einer Zange den Auswuchs an und schneidet mit einem spitzen Messer von der Basis an alles überflüssige ab. Nach der Operation verfährt man ähnlich wie bei den Clitoridectomierten (Kap. 106).

Kapitel 108.

Warzen im Uterus, mit breitem und mit dünnem Stiel (nach Philumenos).

Warzen finden sich bald auf den Labien, bald an der Vulva, bald an der Cervix, bald am Orificium uteri. Sie stellen trockne, rauhe Hervorragungen dar, ähnlich der Spitze des Thymian, und sind bei manchen schmerzlos, bei andern bösartig und grauroth, auch blutig, besonders nach Cohabitationen und Hin- und Herlaufen; manchmal sehen sie auch reifen Maulbeeren ähnlich. Man diagnosticiert sie durch (einfaches) Hinsehen, entweder an ihrem Sitze oder mit Hilfe des Spiegels.

Behandlung.   Man behandelt diese Warzen von Beginn an ebenso, wie sonst überhaupt Warzen mit dünnem und mit breitem Stiel. Wenn sie aber nicht verschwinden, muss man sie chirurgisch behandeln. Dazu lagert man die Kranken (günstig), zieht die Warze mit der Zange vor und trägt sie mit dem Messer am Grunde vollständig ab; dann stillt man die Blutung in der üblichen Weise. Die mehr nach innen gewachsenen Warzen, die man wegen der Tiefe mit dem Messer nicht erreichen kann, lässt man in Ruhe und behandelt sie nur mit passenden Arzneimitteln, wie sie für Warzen und Auswüchse am Körper überhaupt vorgeschrieben sind. (Lib. XIV, Kap. 4.)

(Hier folgen Angaben über mehrere wunderliche Sympathiekuren, deren eine durch die Ueberschrift „die ich bei meiner eigenen Frau anwendete", empfohlen wird. Später heisst es dann weiter nach Oreibasios[1]):

Man muss sich aber wegen der Blutung hüten, an den bösartigen Warzen zu schneiden, dagegen soll man die nicht malignen alle abtragen; denn hier braucht man keine Blutung zu

---

[1] S. Pagel (3) I. S. 142.

fürchten. Nur auf eins muss man noch achten, dass nämlich
der Uterus selbst nicht von der Schneide des Messers verletzt
werde. Es ist möglich, dies zu vermeiden, wenn die Warze
weit vorgezogen und dicht neben den Zähnen der Zange abge-
tragen wird, wie das schon oben bei der Nymphotomie erwähnt
ist. (Kap. 106.)

Nach der Abtragung der Warzen muss man zur gründlichen
Austrocknung der Stellen ein sicher blutstillendes Mittel anwenden; denn das Feuchtbleiben ist Schuld, dass die Warzen
immer wieder wachsen. Ebenso ist auch eine weitere austrocknende Behandlung am Platze, weshalb alle fetten und erweichenden Mittel überhaupt von der Behandlung auszuschliessen
sind; dagegen verwendet man gleich nach der Operation pulverisierte Galläpfel oder Alaun mit gleichen Mengen Weihrauch.
Im weiteren Verlauf der Behandlung verordne man trockne
Arzneimittel von schönem Aussehen, wie man sie bei Mund-
krankheiten anwendet, oder trockne Rosen und Granatapfelkelche. Denn diese fördern auch sehr die Zusammenziehung,
Reinigung und rasche Vernarbung der Wunden.

Kapitel 109.

Die Condylome (nach Aspasia).

Ein Condylom ist eine Erhöhung auf einer Runzel. Denn,
wenn die Runzeln am Muttermunde eine Entzündung überstanden
haben, schwellen sie an und werden hart, und bewirken dadurch
eine gewisse Veränderung und Verdickung an den Organen. Die
Schwellung tritt besonders bei den monatlichen Blutungen auf
und macht bei der Entbindung Beschwerden. Man erkennt sie
leicht bei der Digitaluntersuchung.

In solchen Fällen muss man nun adstringierende Bähungen
und Zäpfchen anwenden, wie sie für den After angegeben sind,
besonders die aus Granatäpfelschalen mit Butter oder indischem
Lykionsaft mit Ysop zubereiteten und dergleichen.

Kapitel 110.

Die Rhagaden (Fissuren, Cervixrisse) am Uterus.

Einrisse am Muttermunde entstehen nach schweren Geburten durch die Grösse des Kindskopfes; auch durch reichlichen scharfen Ausfluss, der die Genitalien anätzt und wund macht. Anfangs werden sie trotz der vorhandenen Schmerzen übersehen, da die frischen Schmerzen von der Entbindung her noch anhalten (Nachwehen); später aber nimmt man sie allmählich deutlich als Verletzungen wahr. Denn bei der Untersuchung und beim Coitus treten deutlich Schmerzen auf, wobei auch in Folge der Reibung die Wunden zu bluten anfangen. Man untersucht noch besser mit dem Speculum; denn wenn die Scheide entfaltet ist, kann man die Risse rings um den Muttermund sehen.

Chirurgische Behandlung und jeden erheblichen localen gynäkologischen Eingriff muss man nun hier streng vermeiden; denn sonst treten Entzündungen und Krämpfe auf. Vielmehr soll man recht einfache Sitzbäder und Zäpfchen verordnen und solche Arzneien, wie sie für die Rhagaden am After empfohlen sind, besonders die aus Zinkoxyd, Antimon und geröstetem Blei zusammengesetzten (Lib. XIV, Kap. 3).

(Den Rest des Kapitels bilden Recepte.)

Kapitel 111.

Perlförmige Verhärtungen am Uterus (nach Aspasia).

Bisweilen treten am Collum oder am Orificium uteri oder ·an der Vulva gewisse hirsekornartige Hervorragungen auf, die man zwar mit dem Finger fühlen kann, noch besser aber im Speculum sieht. Sie bewirken, zumal in Folge der Reibung beim Coitus, Entzündungen und hindern die Menstruation und die Empfängnis. Dagegen wendet man zunächst Abführmittel an, wischt darauf die Scheide mit einem Tuche aus und führt ein Zäpfchen ein, das aus dem Fleische getrockneter fetter Feigen und pulverisiertem Alaun gefertigt ist; oder ein solches aus Galle und Alaun; oder man reibt mit Arzneimitteln ein, die im

Stande sind, die Knötchen zu zertheilen und zu beseitigen; ferner lässt man Ausspülungen mit Honigwasser und einem von den aromatischen Dekokten machen.

Kapitel 112.
Krätzeartige Ausschläge am Uterus.

Auch ein der Scabies ähnlicher Ausschlag kommt an der Vulva und am Muttermund vor, sodass kleienartige Schuppen sich davon ablösen. Er ruft Jucken hervor und verlangt Warmwasserbehandlung. Hier passen Abführmittel mit Eselinnenmilch und Brechmittel nach Tische; ferner Schwitzen im Bade und Sitzen in warmem Wasser, ferner Eingiessungen mit warmem Wein, mit Natron oder mit gerösteter Weinhefe. Hinterher soll man die kranken Stellen mit warmem Wasser einreiben oder mit indischem Lykionsafte und ähnlichen Mitteln. Schuppen und Warzen entfernt man mit einer Salbe aus Saubrodwurzelknollen und Honig. In der Kost ist alles scharfe, salzige und saure zu vermeiden.

Kapitel 113.
Abscesse an den Schamlippen.

Wenn einmal an einer der Schamlippen sich ein Abscess bildet und nach dem Gesäss hin erstreckt, so soll man sich hüten, ihn einzuschneiden. Denn an diesen runzeligen Stellen entstehen aus den einfachen Schnittwunden leicht Fisteln. Dagegen kann man die nach vorn, zur Harnröhre sich ersteckenden Abscesse ohne weiteres eröffnen und ausschneiden.

(Der Rest des Buches XVI. von Kap. 114 bis 146 enthält, wie meist bei Aëtios am Schlusse jedes λόγος, nur pharmakopoëtische Vorschriften, Rathschläge und kosmetische und kulinarische Recepte, die kein rein medicinisches Interesse bieten. Ich gebe daher nur die Ueberschriften der einzelnen Abschnitte wieder:)

Kapitel 114. Für Frauen mit hervorstehendem Nabel. (3 kurze Recepte.)

Kapitel 115. Mittel gegen Runzeln und Verfärbungen des Unterleibs nach Geburten.

Kapitel 116. Wunderbares Waschwasser, welches das Antlitz reinigt und glänzend macht.

Kapitel 117—119. Zubereitung von Pflanzensäften, Moschus-Arzneien, zusammengesetzten Abführmitteln, Räuchermitteln und andern wohlriechenden Salben.

Kapitel 120. Herstellung einer flüssigen Salbe, welche Frauen für ihre Ohren gebrauchen.

Kapitel 121—124. Zubereitung kostbarer Oele und Salben.

Kapitel 125—133. Recepte für Wermutwein und ähnliche Mittel.

Kapitel 134. Kuchenrecept.

Kapitel 135. Saucenrecept.

Kapitel 136—145. Verschiedene Räuchermittelrecepte, auch ekklesiastische.

Kapitel 146. Mittel zur Einbalsamierung eines Todten.

E n d e

des 16. und letzten Buches

des Aëtios.

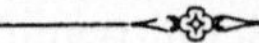